JN009273

心を癒す、静める、整える

立体マンダラ ヒーリング切り絵

ゆうき ゆう 総監修
杉野珠理 監修
カジタ ミキ 作品制作

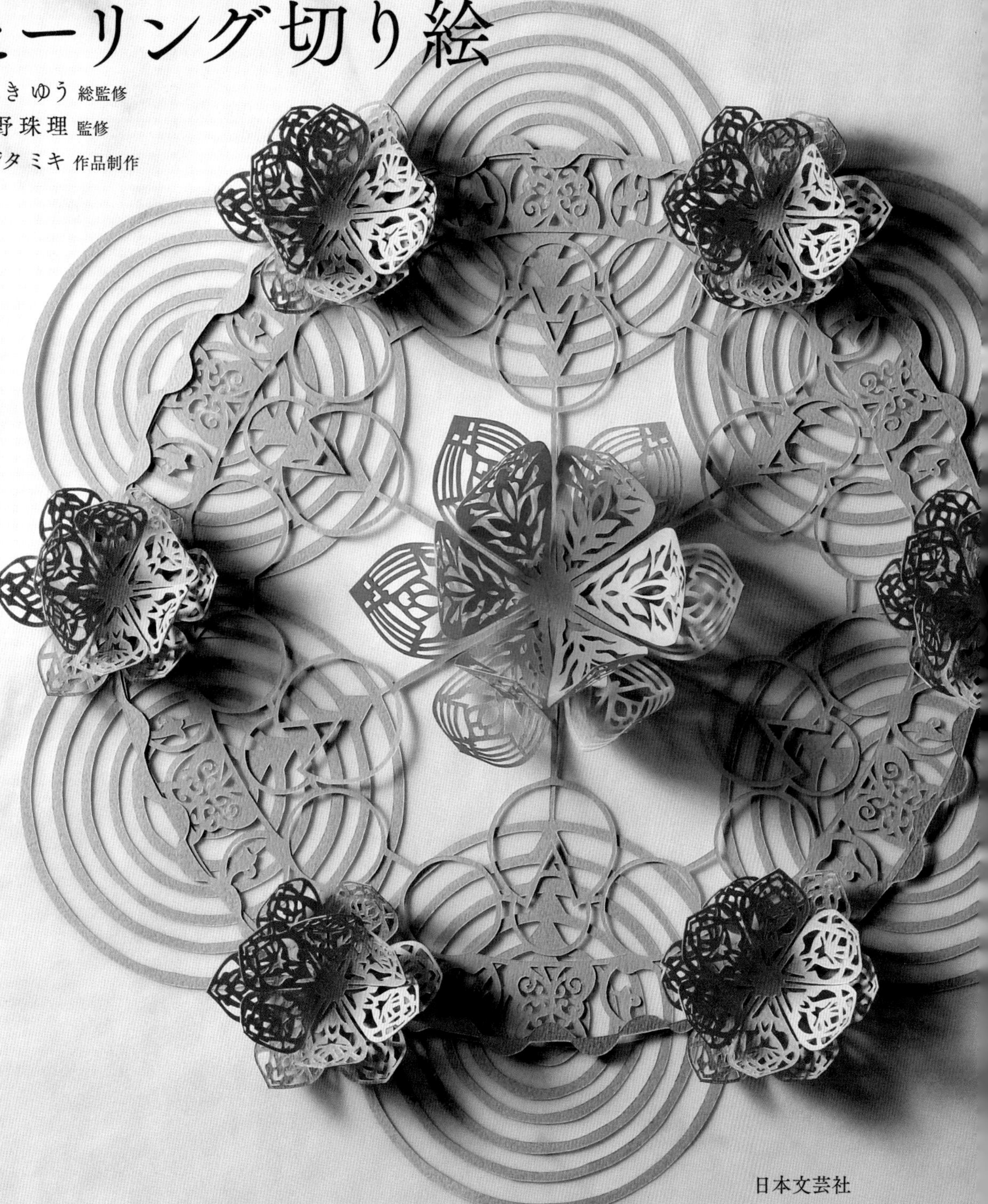

日本文芸社

Contents

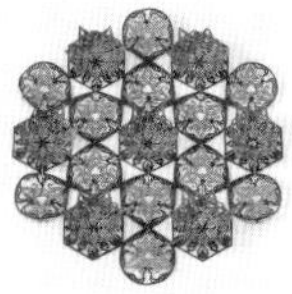

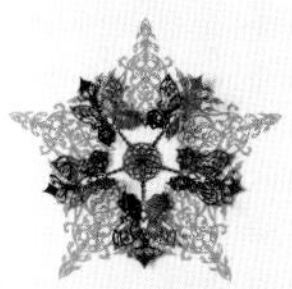

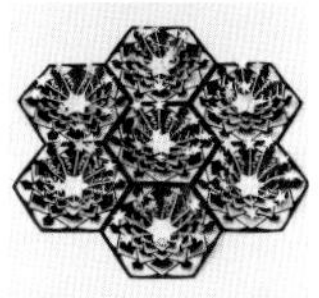

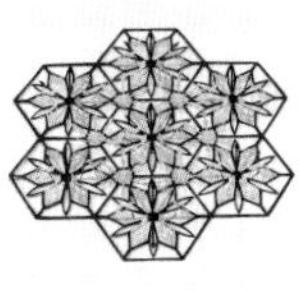

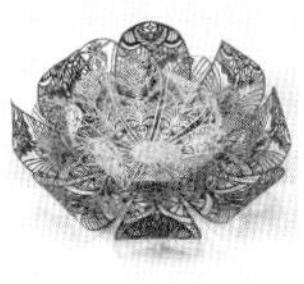

ハードルを下げて
「小さなことを少しずつ」。
気楽に心とからだを整えましょう

精神科医 ゆうき ゆう

心とからだには密接な関係があります。
たとえば運動を定期的にして、健康なからだになっている人ほど、うつになりにくいとされています。
逆に、うつになって精神的に落ち込んでしまうと、食欲も減り、睡眠もうまくとれなくなり、どんどん体調が崩れていってしまいます。

いつもよい体調でいたいと思うのなら、精神的に健康な生活を送りましょう。
前向きにすごしたいのなら、習慣をもつことが非常に重要です。

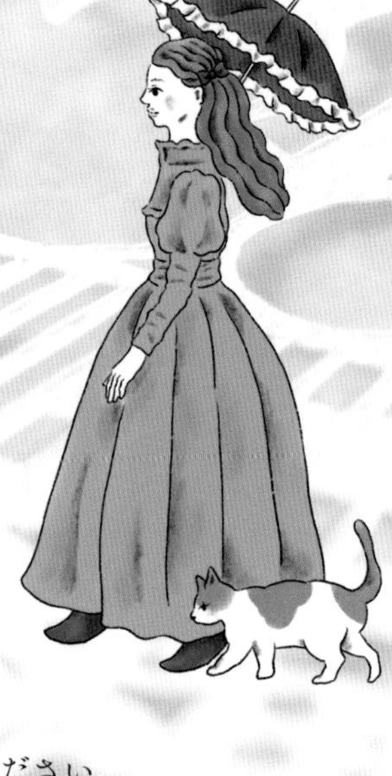

そうすると
「そんなのめんどう」
「わかってはいても、運動って大変だし」
「精神的に健康な習慣なんて、簡単にもてない」
という気持ちになるかもしれません。

とってもよくわかります。
だから、どちらも、本当に小さなことでいいのです。

たとえば習慣として
「1分でいいから外を歩く」
など、本当に簡単なことでかまいません。
ハードルを下げに下げて、気軽な習慣として行動してみてください。

実際に心理学実験で「1セントでもいいから寄付をしてください」とお願いした場合、ただ「寄付をしてください」とお願いするよりも承諾率が上がった、というものがあります。

「1セントくらいなら」ということでハードルが下がり、行動しやすくなったわけですね。

これはどんな行動でも同じです。
ハードルを「最低限」にして、気持ちを動かしてみてください。

小さなことでもはじめてみれば、どんどん気持ちが動いていきます。
「1分だけと思って散歩をしてみたら、30分も歩いてしまった」
なんてこともあるかもしれません。

また精神的に健康な習慣として、たとえば「だれかと話す」こともありますが、これも本当に小さく「1日1回でいいので、誰かにメッセージを送る」でも、「ひとことでもいいので『おはよう』と話す」程度でよいのです。
日記に1行でもいいので、今日あったことを書いてみましょう。
小さなことを繰り返すだけでも習慣がつくられていき、気持ちもからだも、連鎖的に前向きになっていきます。

このように、少しだけ、と思ってハードルを下げて行動しさえすれば、あとは気持ちが動いていきやすくなるのです。
もちろんですが、どんな行動であれ、たった1分でおわったとしても大丈夫です。
0と1は大きく違います。
たとえ1の力でも、積み重ねていけば、いつか100や1000になります。

この本も少しずつ進めることで、同様にやがては大きな成果を得られるはずです。
作品は、初級、中級、上級と難易度別に3段階にわけられているので、初級から無理なくとり組むことができます。
立体マンダラの切り絵の魅力は、シンプルなパーツごとに切り進められることにもあります。
「今日はこのパーツをつくろう」など、少しずつ進めるのにぴったり。
切りおわったあとに立体にすると華やかな作品ができあがり、達成感とともに心が癒されることでしょう。
自分のペースで無理せず、ゆっくりはじめてみましょう。

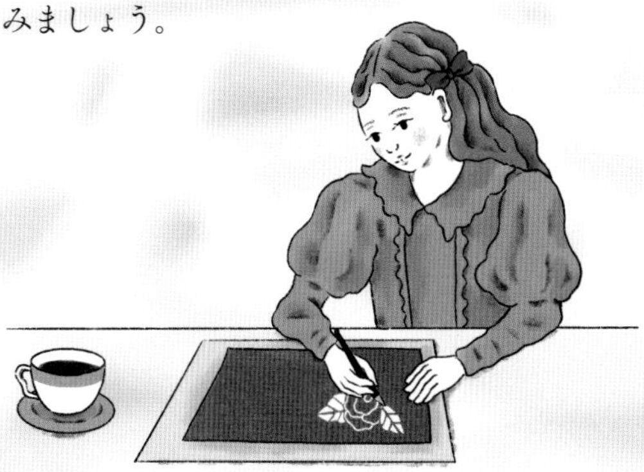

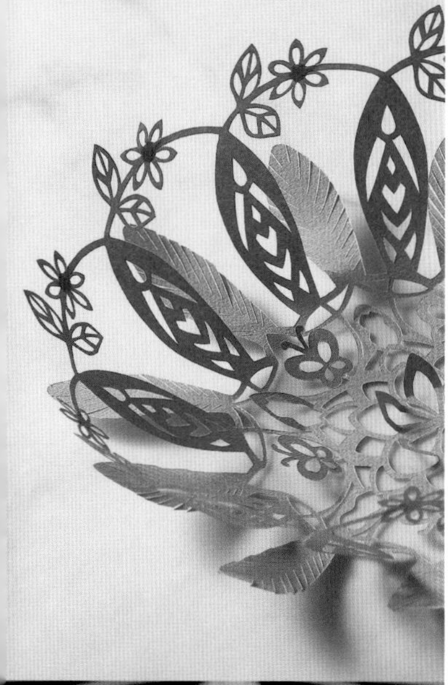

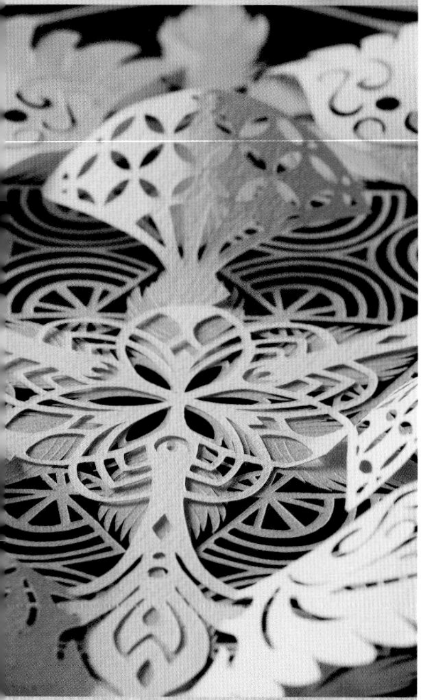

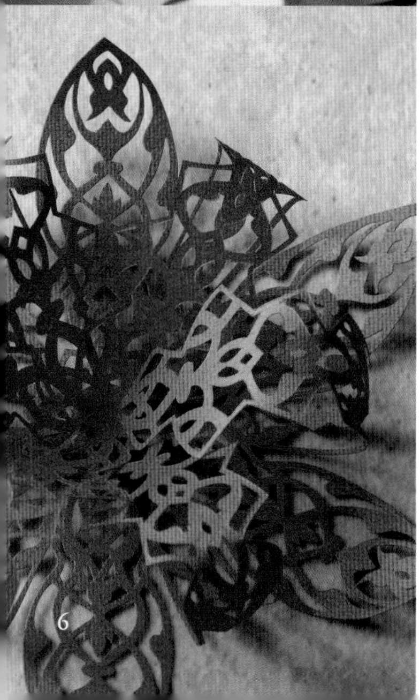

切り絵が心と脳を生き生きさせてくれます

あなたはミハイ・チクセントミハイという、不思議な韻《いん》を踏んだ名前の先生を知っていますか。
精神医学者で、「フロー状態」というものを提唱した人です。

フロー状態とは、なにかに深く打ち込んでいる状態のことを指します。
そしてこの状態の場合、そのことだけを考えるため、余計な思考や悩みなどが吹き飛んでいきます。

たとえば本やゲームに夢中になっているとき。
または子どもや孫などの家族をはじめ、大切な相手と楽しい時間をすごしているとき。
このような場合に、頭に悩みが浮かんだりすることは、ほとんどないのではないでしょうか。

逆に悩みや後悔に苦しむのは、なにもしていないときだったりします。
このように人間がなにかに集中することは、精神的に余計なことを考えず、前向きな気持ちになるために、なにより重要だったりするのです。

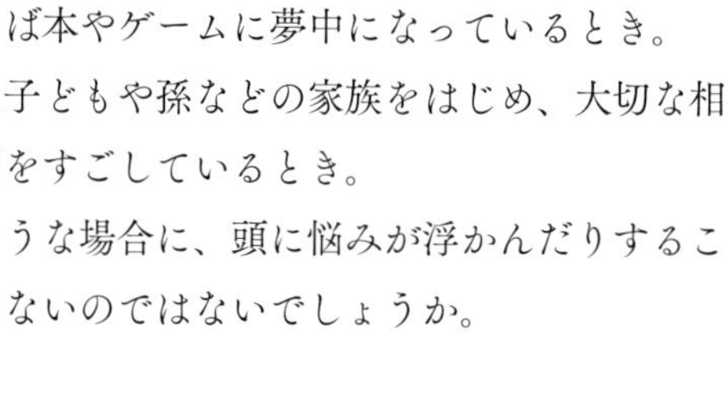

もちろん「100%集中する」というのは難しいかもしれません。
どんな人でも脳内に余計な思考は生まれるもの。
それでもなにかの行動をしているぶん、そうした思考が心や脳を支配しなくなり、心が楽になるのです。

あなたも、なんでもいいので、できる範囲で集中してやってみることをオススメします。
基本的になんでもかまいませんが、やりやすいものにこしたことはありません。

そういう意味で切り絵は、自分のペースで楽しめるうえに華やかな雰囲気もあり、完成する形が楽しみになるものでもあるので、だれでもとりかかりやすいのではないでしょうか。
くわえて「手先を動かす」ことは、なにより脳に刺激を与えるとされています。

気持ちを活性化するためにも、また脳そのもののためにも、切り絵には重要な意味があるのです。

そして、この本はさらに心を見つめなおすのに効果的なカラーセラピーをとり入れています。
次のページからカラーセラピーについて紹介しますので、ぜひ切り絵にとり入れてみましょう。

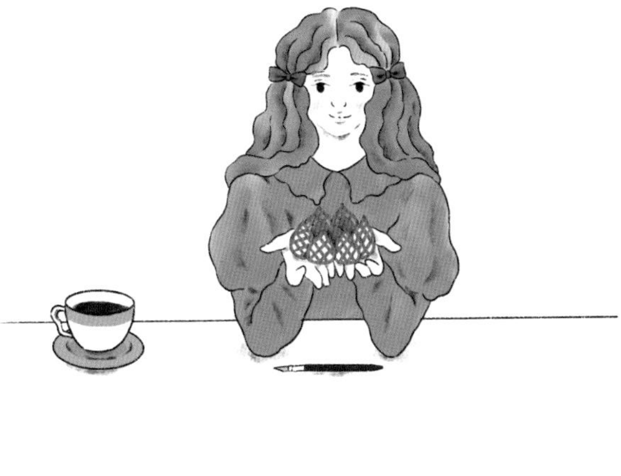

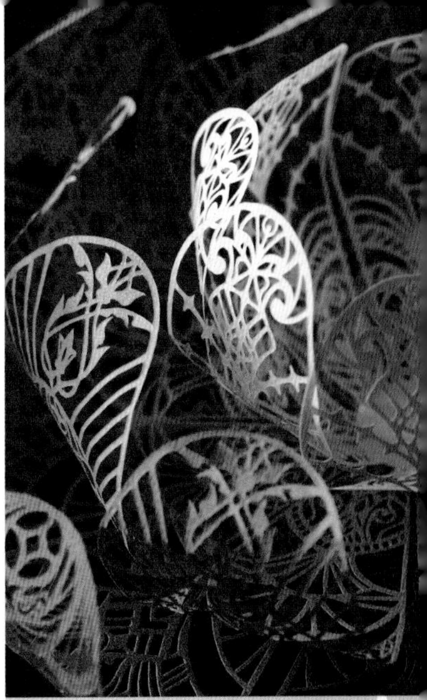

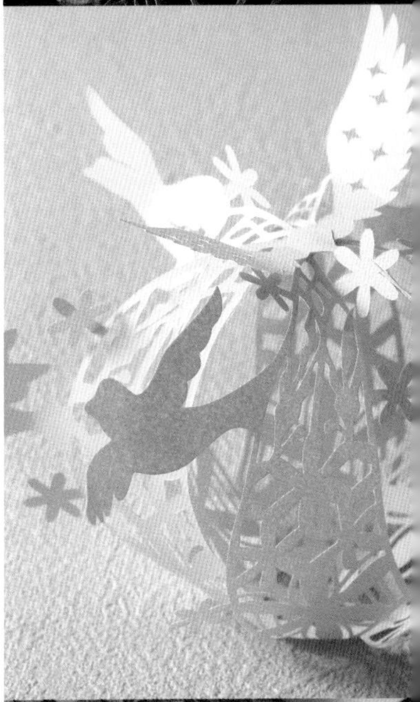

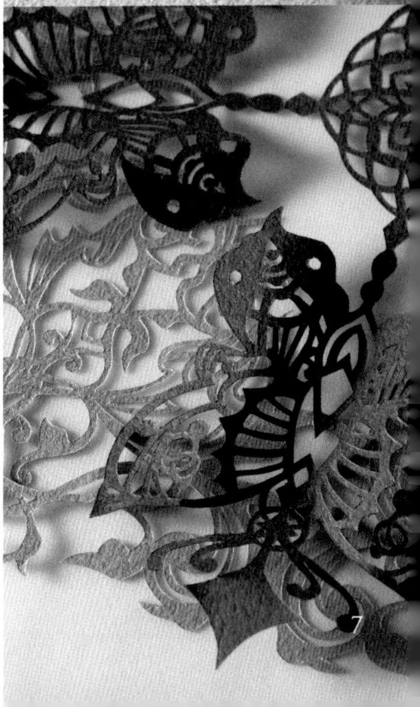

カラーセラピーで心を整えましょう

「色彩心理学」という分野があります。
人間は、色を見ることによって気持ちが影響されます。
たとえば赤やオレンジ色などの暖色を見ていると、どんどんエネルギッシュな気持ちになります。
青や水色など、寒色を見ていると、気持ちが落ち着いてくるものです。

ほかにも「色彩呼吸法」というものもあります。
たとえば「ピンク色の空気を吸ったりはいたりする」というイメージをもつことで、気持ちが晴れやかになっていく効果があるのです。

このようにさまざまな色彩を見ていると、気持ちはよい方向に変化していきます。

ではいったいなぜ、人間の気持ちは色彩に影響を受けるのでしょうか。
ここには、古来の本能がかかわっていると思われます。

たとえば私たちが大自然に生きていたとします。
色彩が豊かな場所というのは、肥よくな土地であったり、一年を通してあたたかいところなど、環境的にもすごしやすい場所ではないでしょうか。

色彩が少ない場所とは、荒れ果てた大地や、あらゆる植物が枯れている場所のはず。
生存確率も当然下がります。
人間は無意識のうちに、「色彩が少ない場所」を避けて、「色彩が豊かな場所」を求めて生きていたのかもしれませんね。
だからこそ、この現代においても、豊かな色彩を見て、気持ちが安らぐのかもしれません。
カラーセラピーをとり入れて、カラフルな切り絵の世界にふれることで、毎日の気持ちを高めていきましょう。
どうか気持ちを楽にして、自分のペースで楽しんでくださいね。

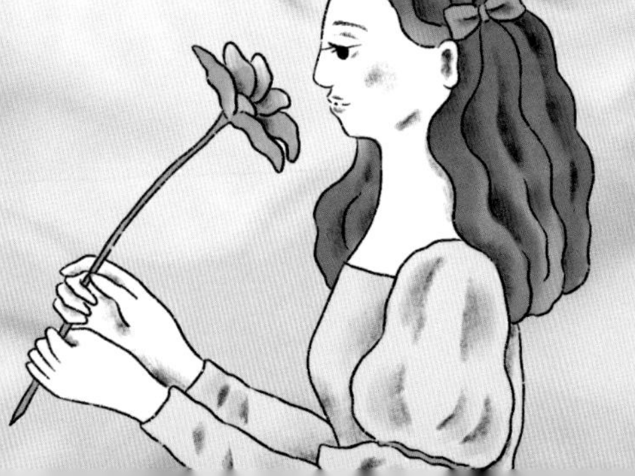

セルフセラピーで
切り絵をたのしみましょう

臨床心理士
杉野珠理

色は視覚を通して、感情や考えかた、行動と連動し、互いに影響をおよぼしあっていることがわかっています。色の意味や効果を知り、色を「意識的」に選ぶことによって、自分の感情をコントロールし、考えかたや行動を「こうありたい」「こうなりたい」と自分が望む「なりたい自分」にかえることができるということです。

一方で色は、脳の無意識の領域と関係していることから、心の奥に秘められた感情を知るツールとも考えられています。そのため、「直感」で色を選ぶことで、心の奥にある無意識のなかにかくれている本来の自分や感情を知ることができるのです。

これらのアプローチをカラーセラピーに生かし、作品をつくりながらセルフセラピーをしてみましょう。

今のあなたはAとBのどっち？

A 理想的な心のありかたがある、「なりたい自分」がわかっている
↓
10～11ページを参考に「意識的」に色を選ぶ

B 自分の心を解き明かしたい、「なりたい自分」がわからない
↓
10～11ページを参考に「直感」で色を選ぶ

↘ ↙

選んだ色を見て心に浮かんだ感情はCとDのどっち？

C 安心、喜び、たのしいなど ポジティブなイメージ
↓
自分が大事にしている感情であり、今後もキープしたい、受けとりたい感情。
切り絵を通じて心を整え、気持ちを高めましょう。
よりすてきな自分になって！

D 不安、怒り、悲しみなど ネガティブなイメージ
↓
その感情は今の自分を知るツール。まずは「それでいいんだよ」と受け入れてあげて。
切り絵を通して自分と向きあい、感情を解き放ちましょう。
新しい自分になるチャンス！

切り絵をしながら、色を通じて自分と向きあってみましょう。作品が完成するころには、きっとなにかがかわりはじめていますよ。

色の意味を知りましょう

色には一般的に考えられている意味があります。医学や伝承文化においては、さまざまな効果が期待できるとされています。ここでは、一般的な意味や医学な根拠にもとづいた効果、伝承文化でうたわれている効果を紹介します。作品づくりやセルフセラピーの参考にしてください。

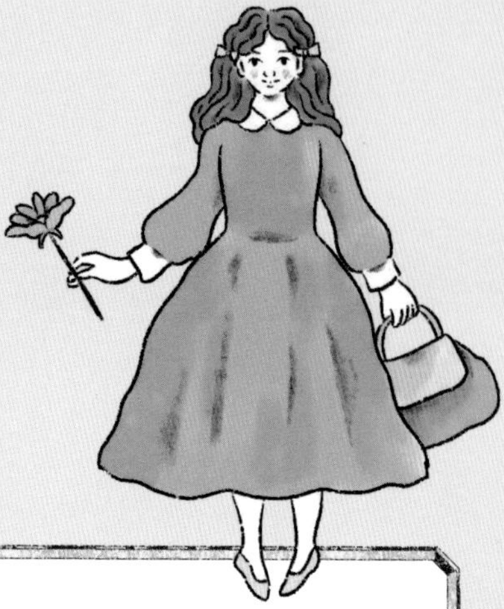

色のもつ効果

黒の文字は一般的な意味、青の文字は医学な根拠にもとづいた効果、紫の文字は伝承文化などでうたわれている効果、赤の文字は一般的な意味と医学的な効果、緑色の文字は一般的な意味と伝承文化でうたわれている効果を示しています。＋はポジティブな面、ーはネガティブな面をあらわしています。該当するものがない色もあります。

ピンク

＋：愛らしい　おだやか　解放　幸せ　感謝　健康　安心　平穏　愛

ー：甘え　わがまま　ストレス　服従

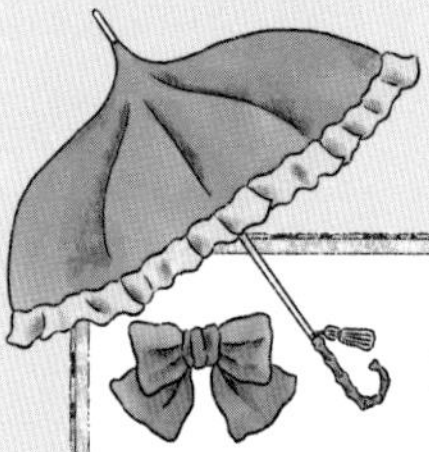

赤

＋：やる気　行動力　積極性　情熱　興奮

ー：怒り　野心　冷酷　危険　暴力　攻撃　いらだち　恐怖

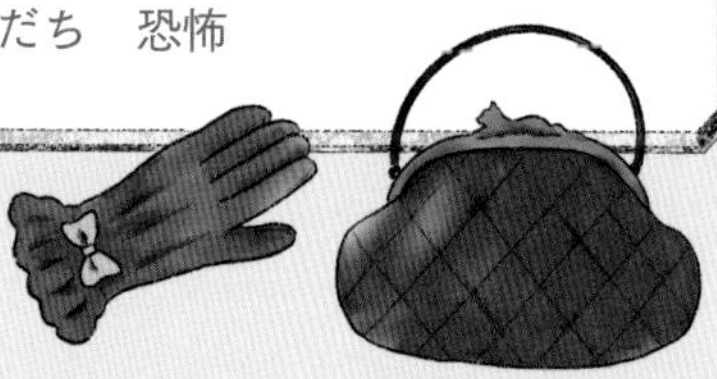

オレンジ

＋：喜び　活力　たのしい　開放感　自信　好奇心　コミュニケーション　癒し　興奮　喜び

ー：快楽　依存　不純　わがまま　繊細　傲《ごう》慢《まん》　いらだち

黄色

＋：元気　希望　自信　輝き　陽気　充実　自立　やる気　知性　ひらめき　平穏　幸福感　喜び　興奮

ー：依存　嫉《しっ》妬《と》　うそ　いらだち

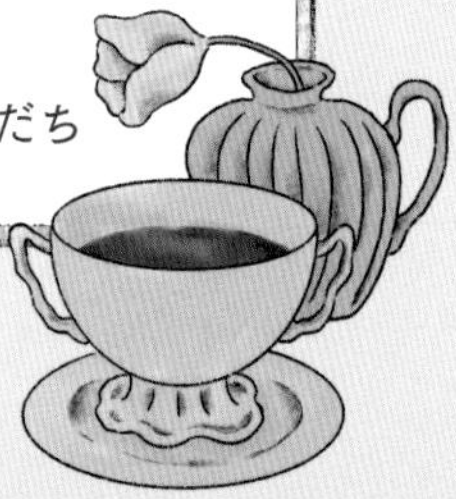

緑

＋：共存　安全　調和　癒し　協力　成長　自由　無邪気　自然　はじまり　安心　平穏

ー：不安　偏見　疲労　ストレス　無関心　退屈

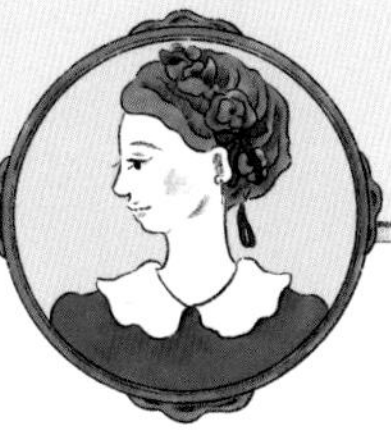

青

＋：平穏　リラックス　信頼　誠実　責任　静かさ　理性　献身　平等　安心

－：規制　神経質　抑圧　服従　疑念　不安　悲嘆　孤独感

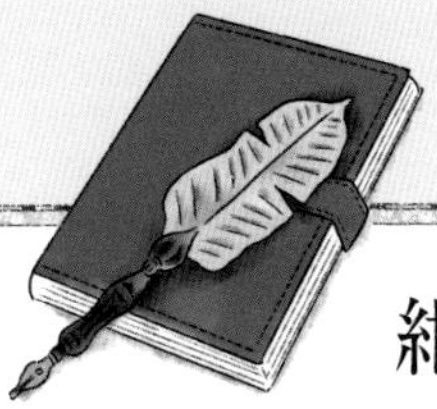

紺

＋：尊敬　厳格　真実　洞察　インスピレーション　英知　信頼

－：閉鎖的　否定　不安　孤独

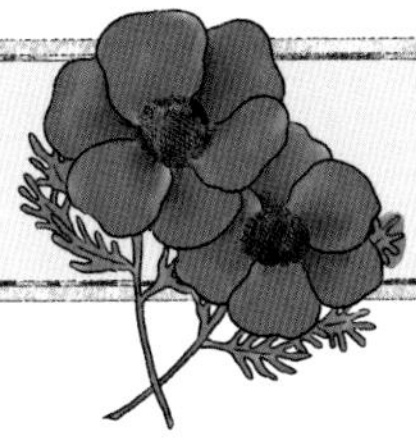

紫

＋：回復　高貴　プライド　社会貢献　上品　崇高　神秘　癒し　興奮

－：逃避　神経質　疲労　ストレス　不誠実　不安定　いらだち　不安

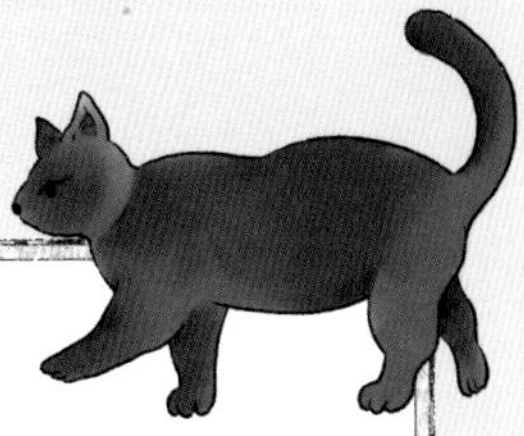

黒

＋：自信　強い意志、強さ　高貴

－：絶望　保身　孤立　抑制　不安　自己主張　威圧　遮断　頑固《がんこ》

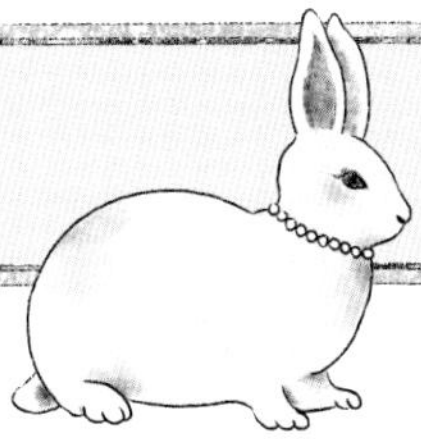

白

＋：純粋　再生　質素　無邪気　純潔　受け入れ　上品　神聖　浄化　はじまり　完璧　期待

－：非社交的　自己否定　さびしさ　孤独　無関心　緊張　悲しみ

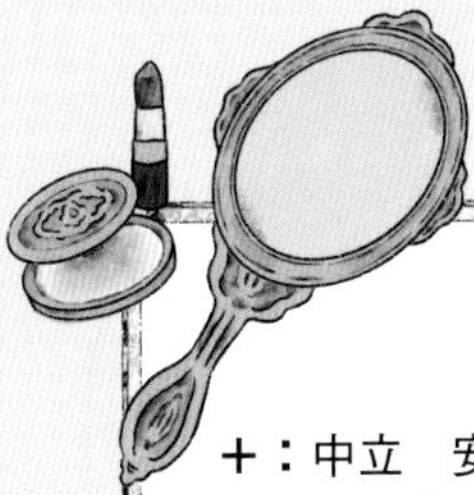

グレー

＋：中立　安定　協調性　やさしさ　ひかえめ　安心

－：閉鎖的　不安定　迷い　逃避　不活発　不安　悲嘆

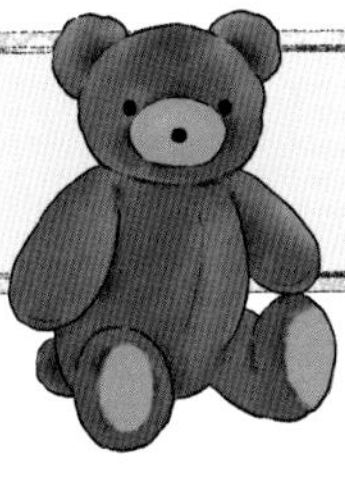

茶

＋：堅実　着実　安定　やさしさ　責任感　安心　平穏

－：抑圧　物質欲　コミュニケーション不足　物静　我慢　退屈

銀

＋：安心感　サポート　愛嬌《あいきょう》　平穏

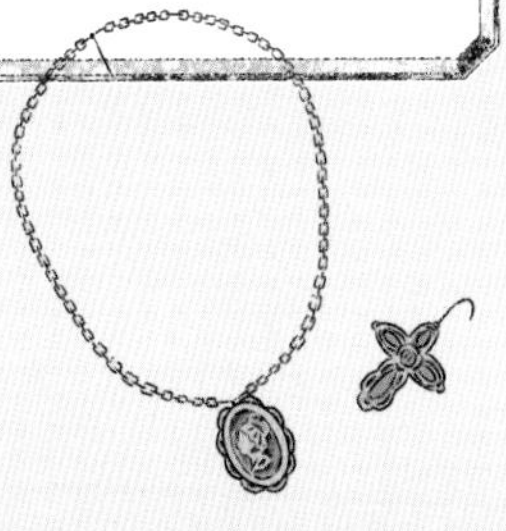

天上の花 tenjou no hana

組み立てかた P53
図案 P69

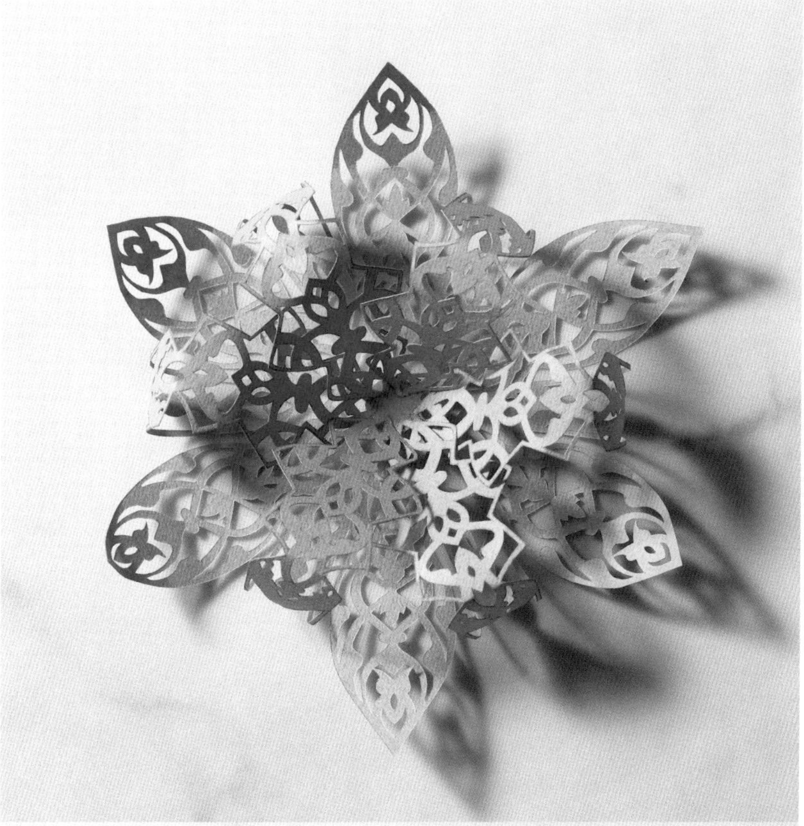

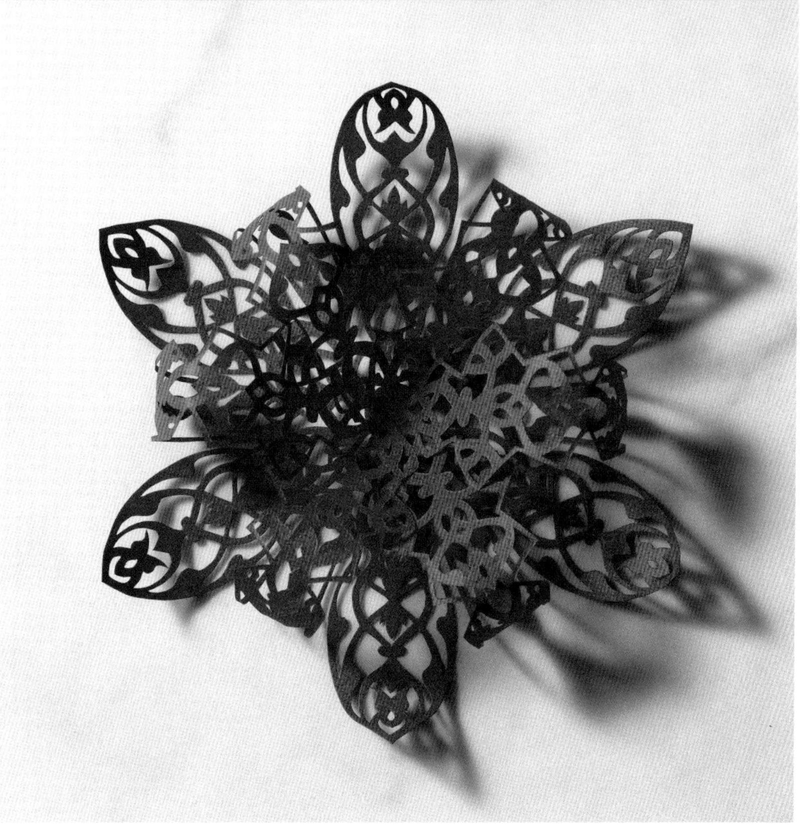

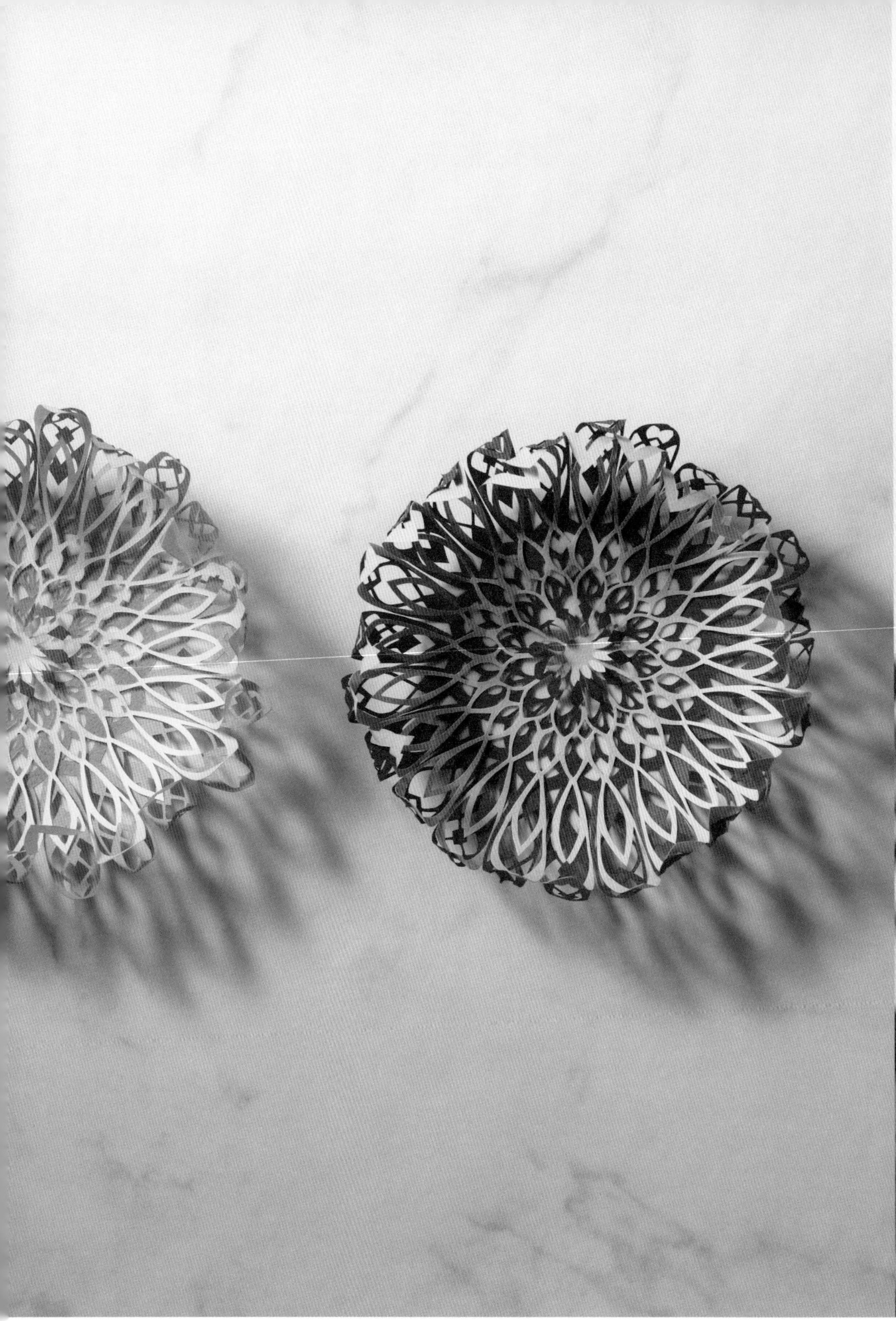

日輪 nichirin

組み立てかた P52
図案 P58～59

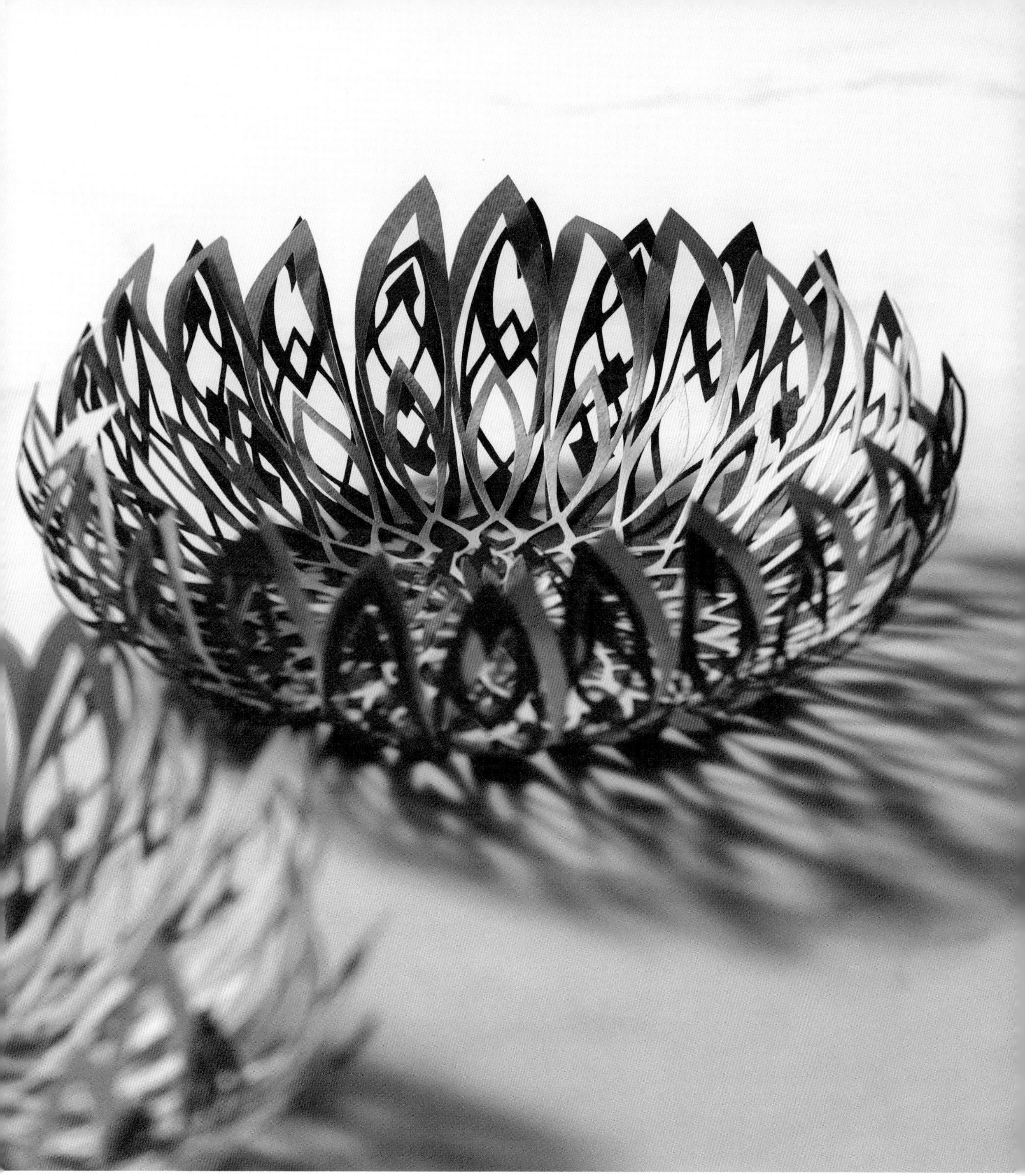

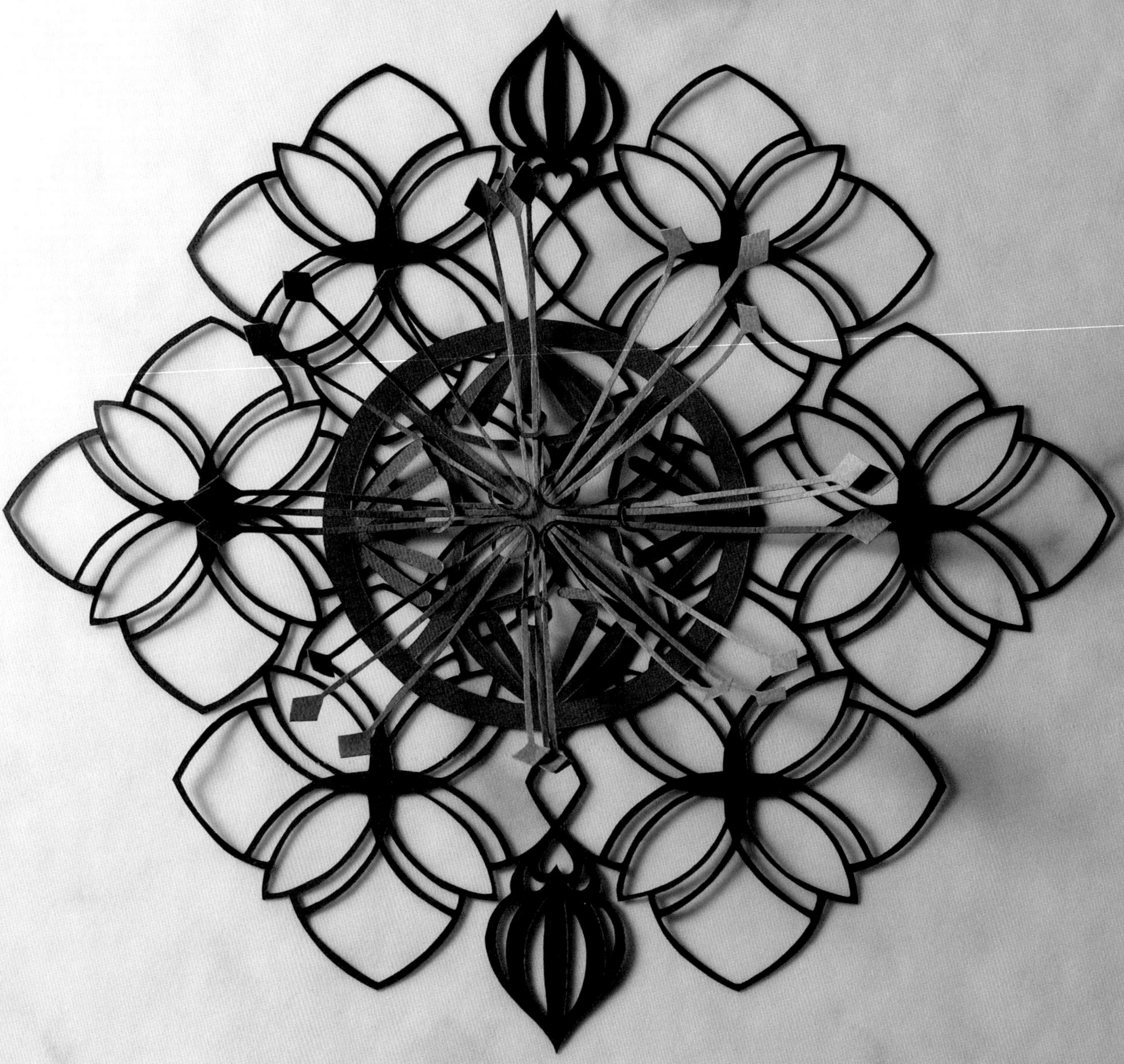

時雨 shigure

組み立てかた P52
図案 P62〜63

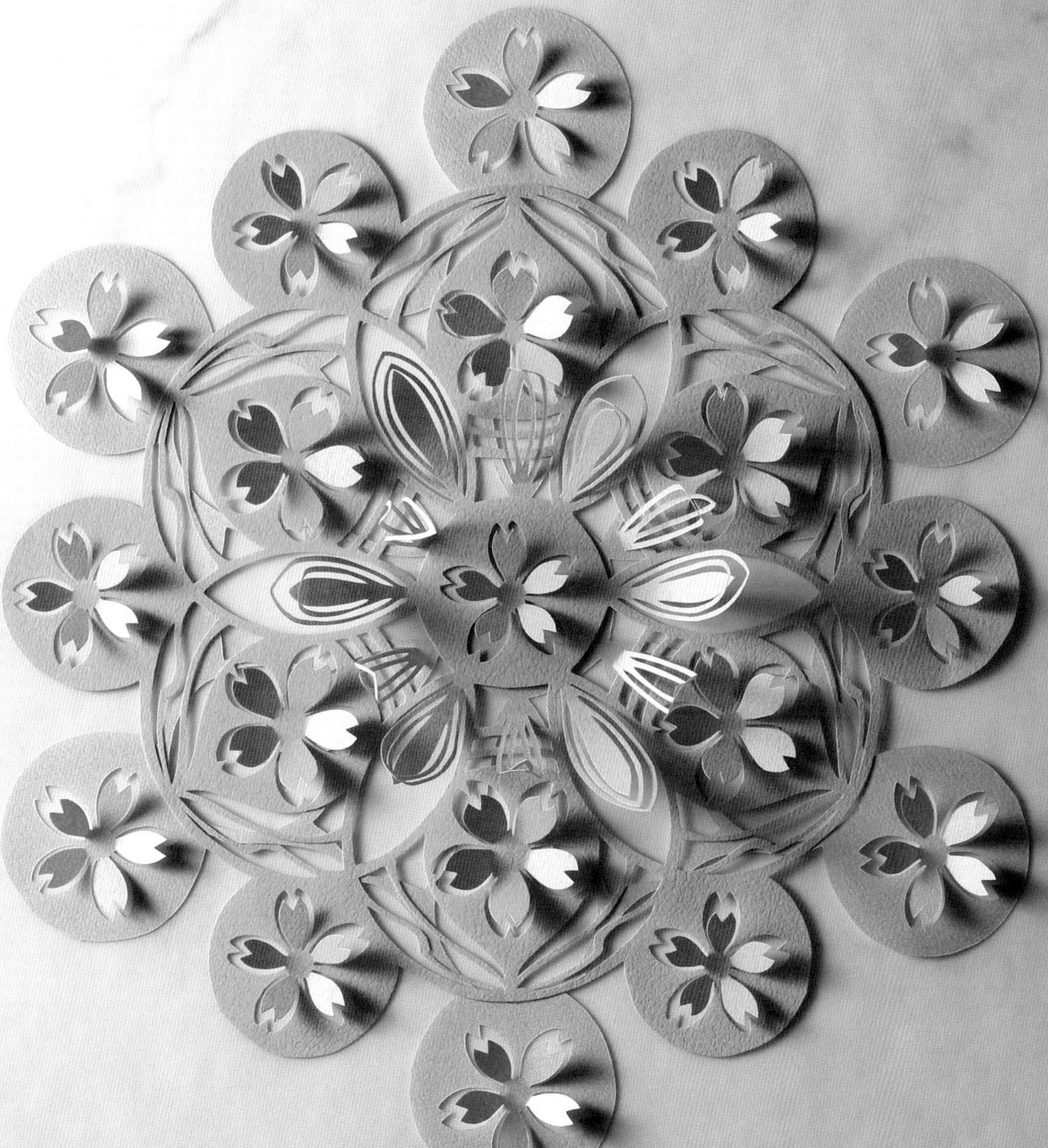

吉野 yoshino

組み立てかた P53
図案 P64～65

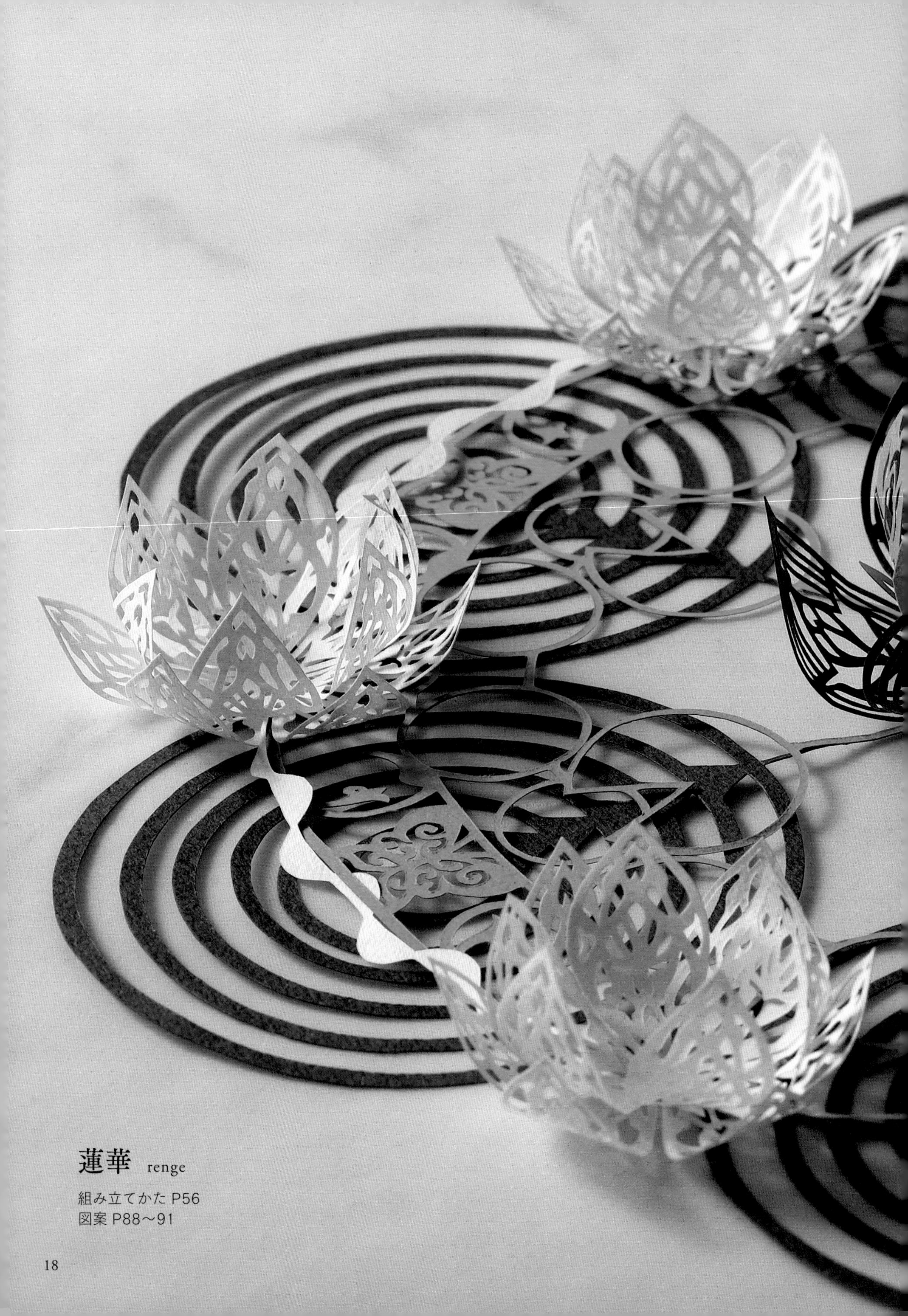

蓮華　renge

組み立てかた P56
図案 P88〜91

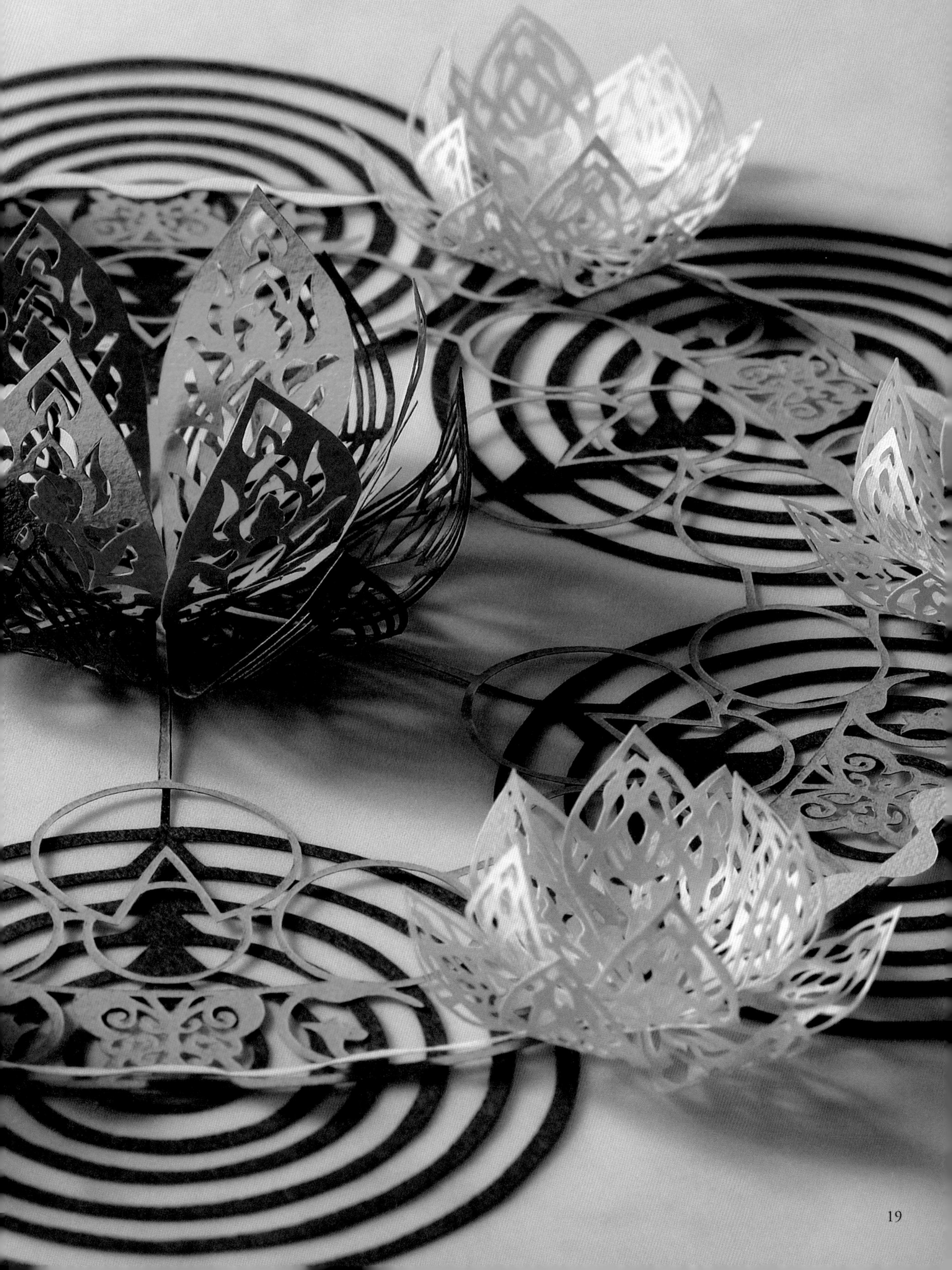

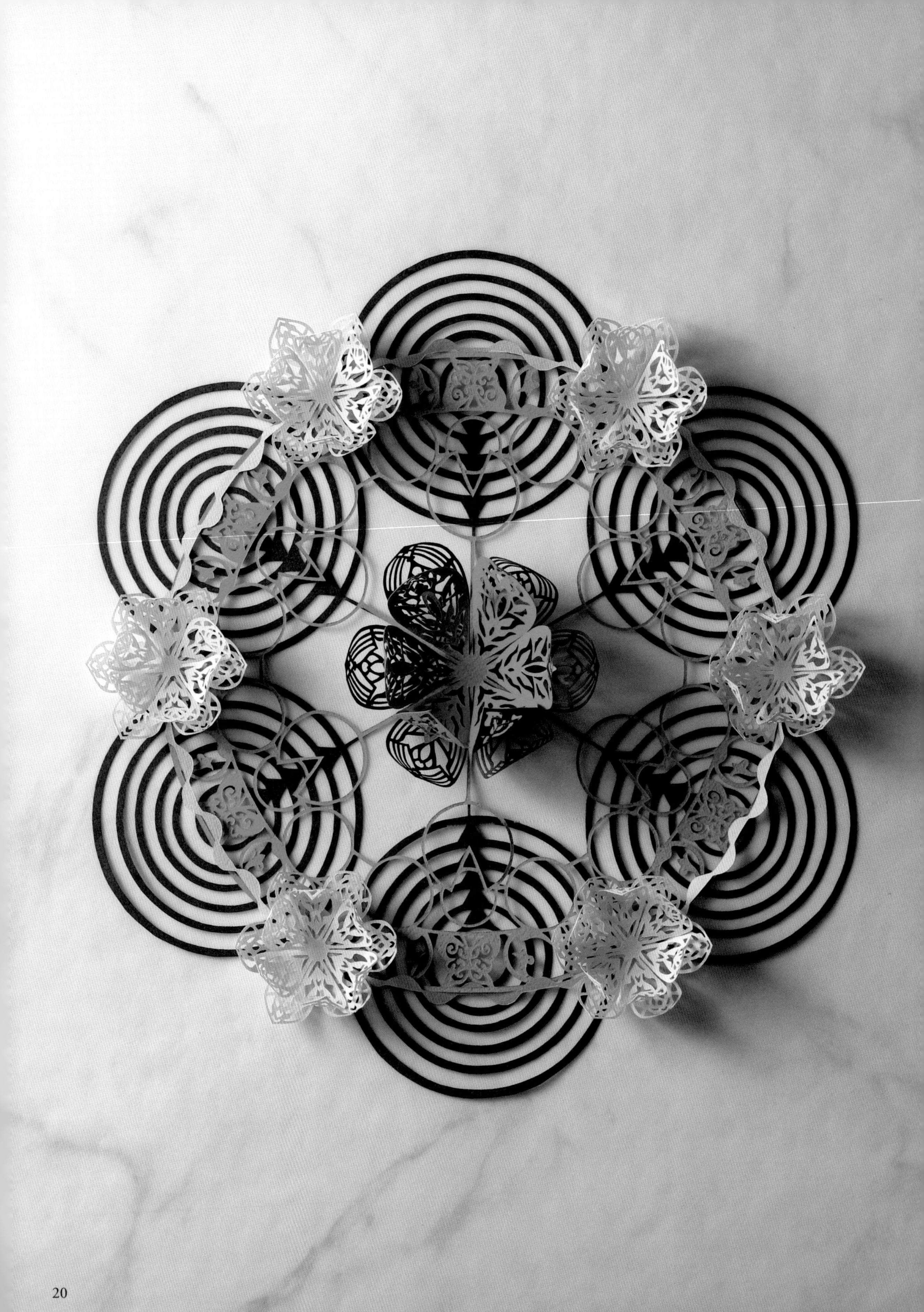

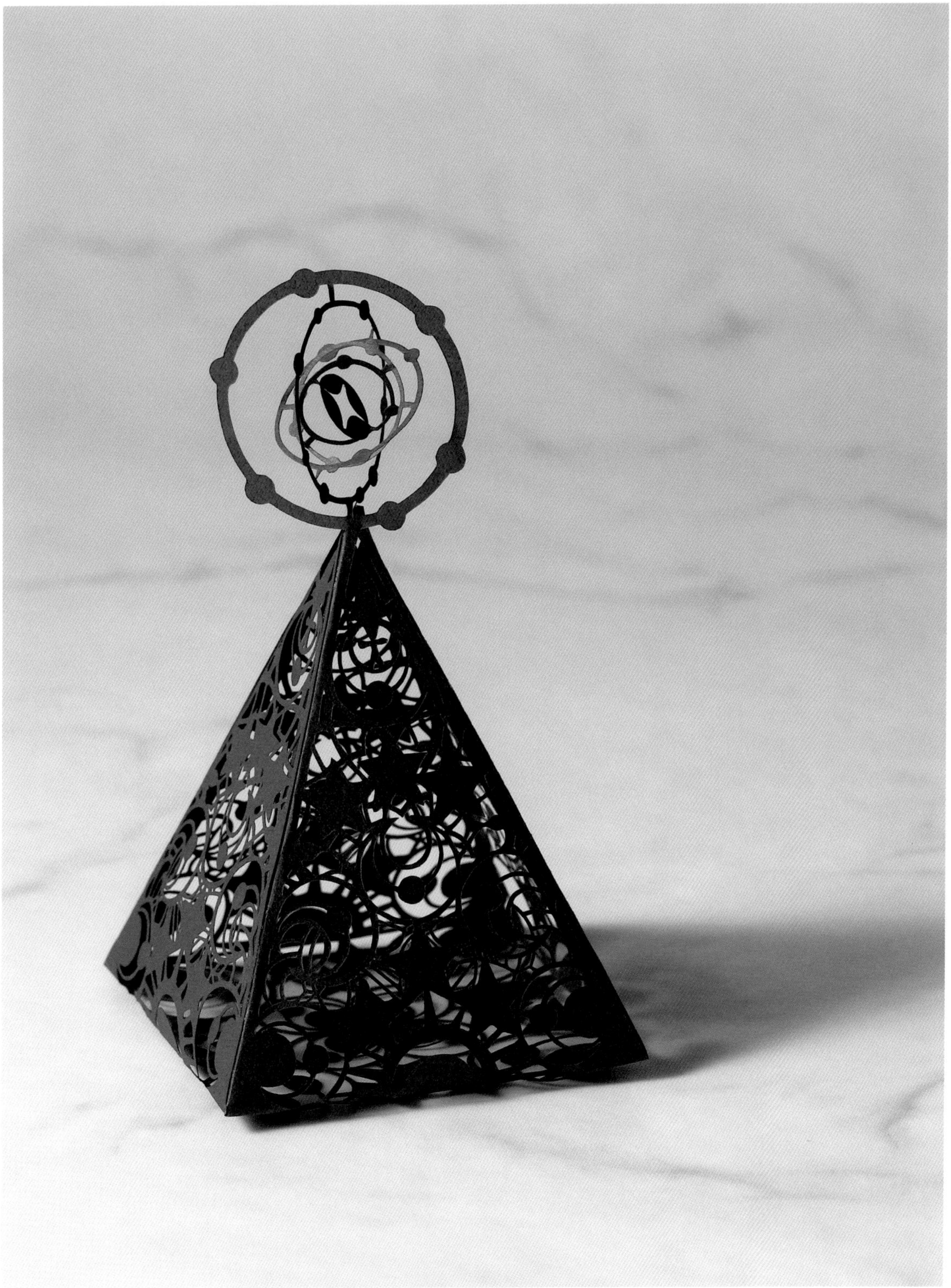

明星　myoujou

組み立てかた P55
図案 P82

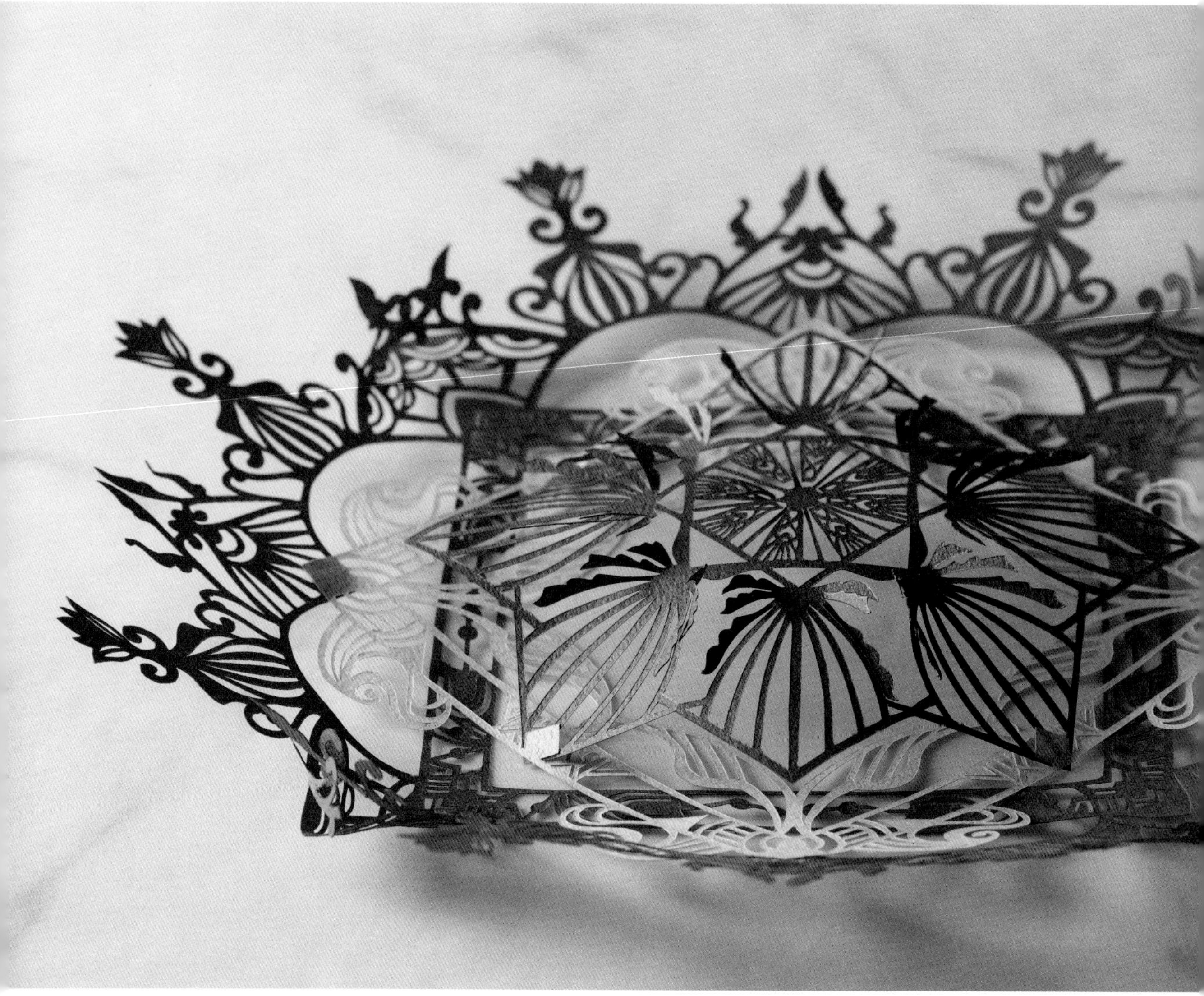

フレア flare

組み立てかた P55
図案 P78～79

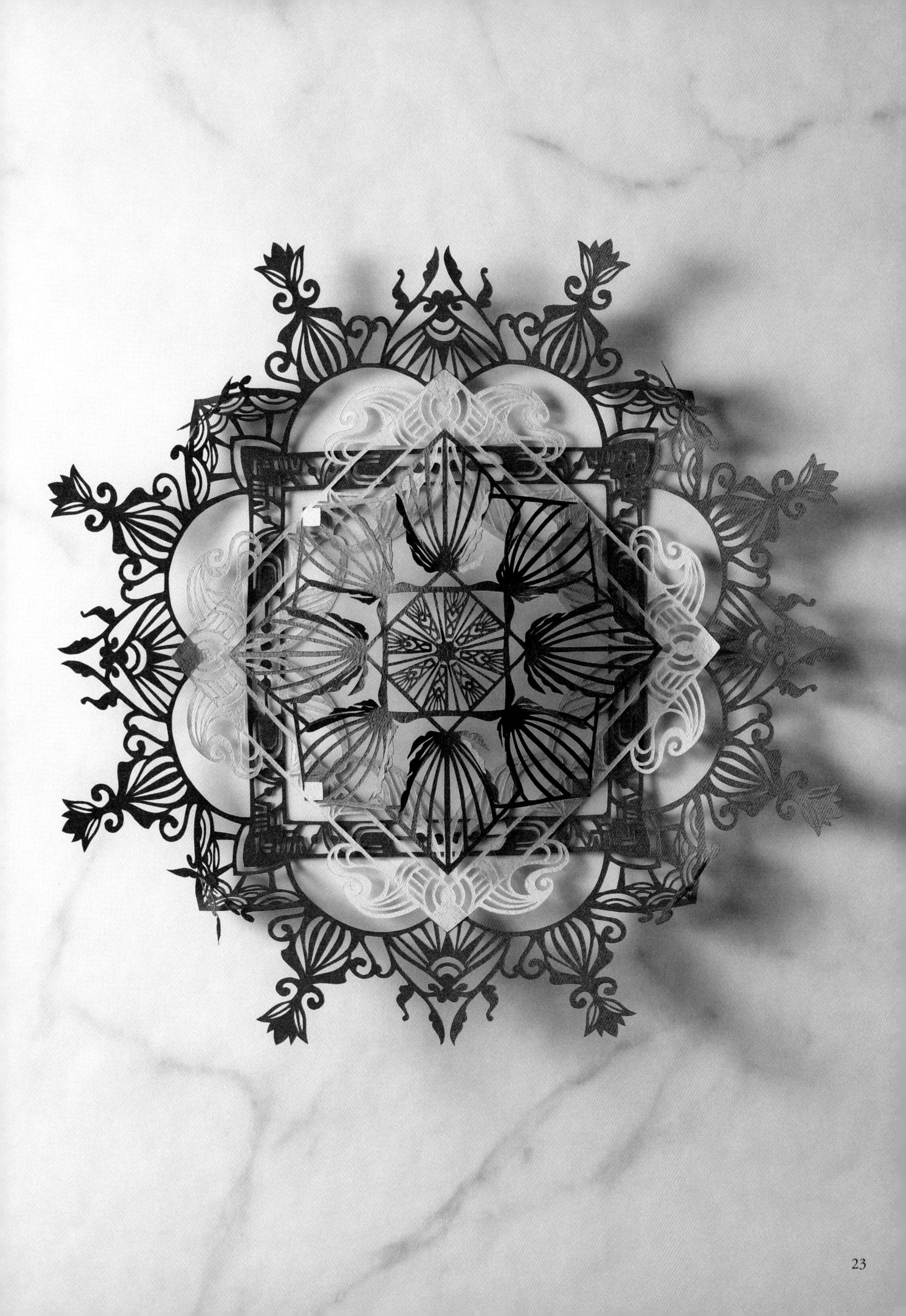

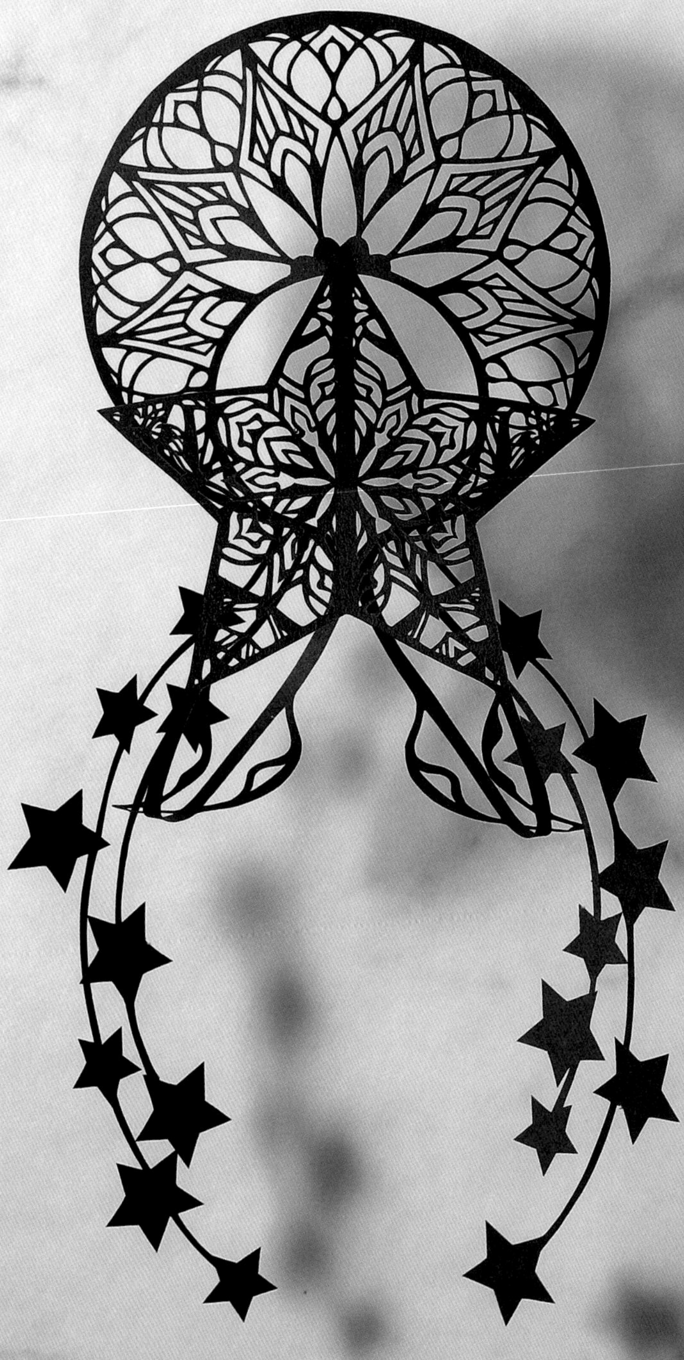

北極星 hokkyokusei

組み立てかた P54
図案 P71

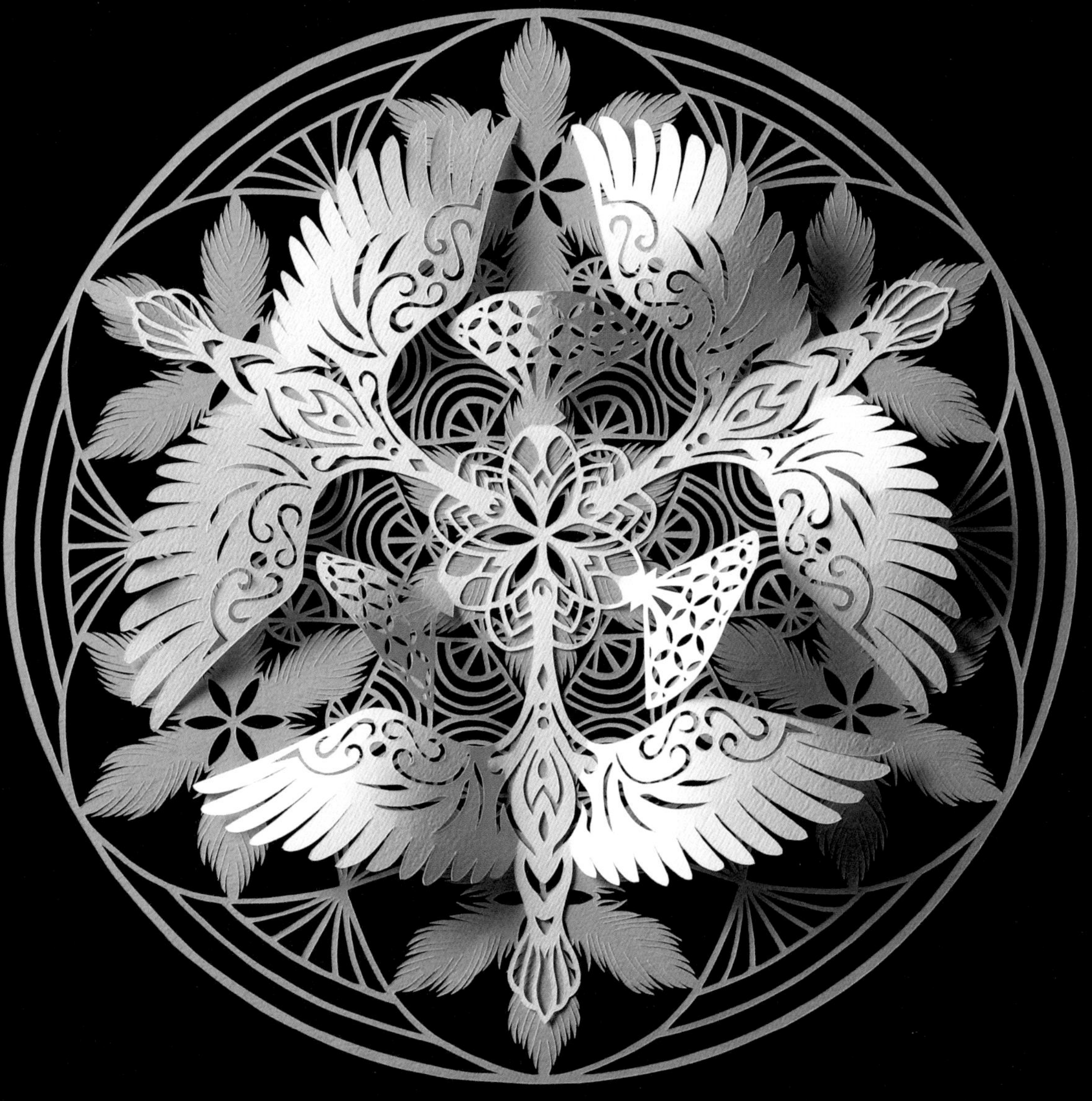

飛翔 hishou

組み立てかた P54
図案 P72〜73

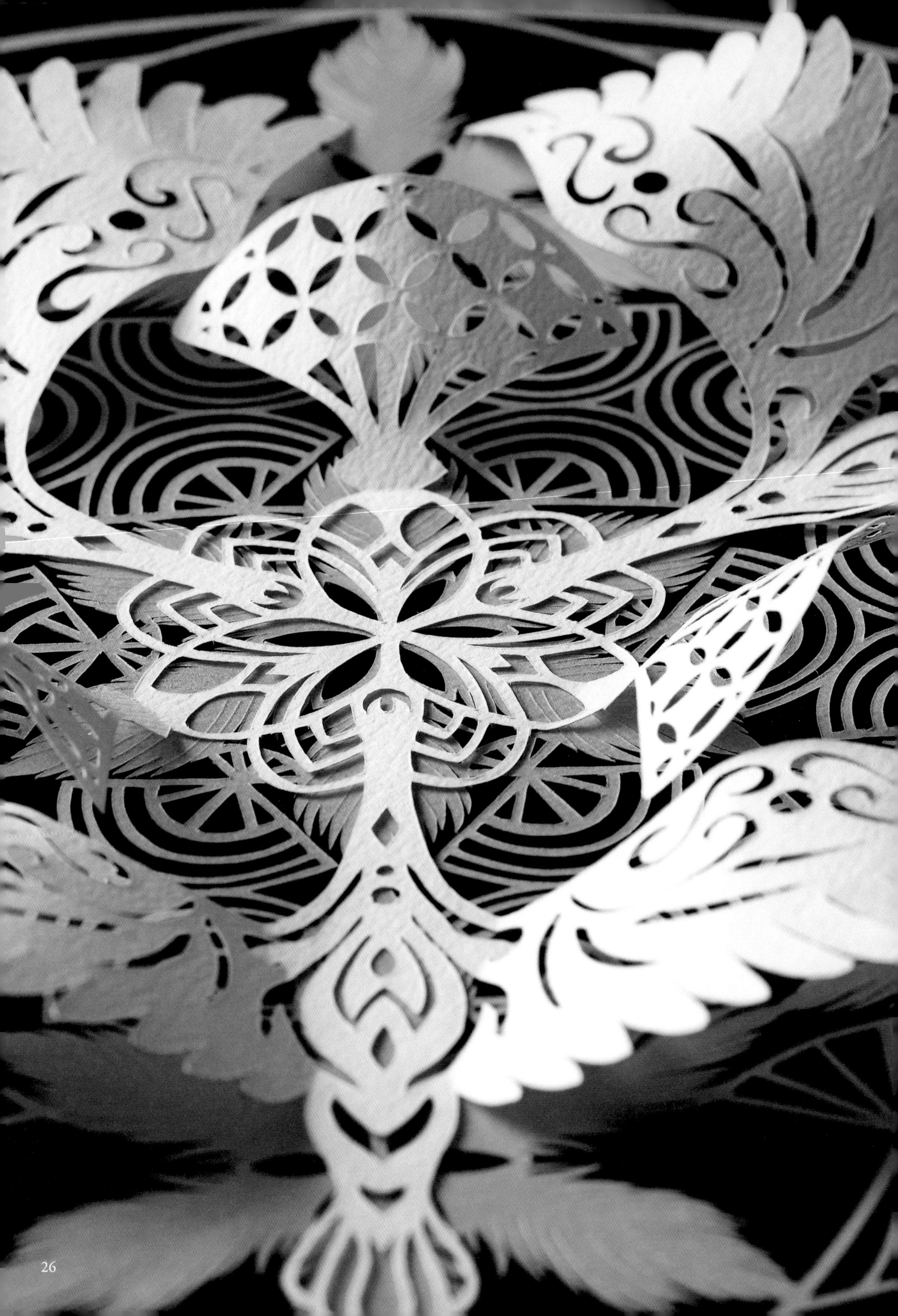

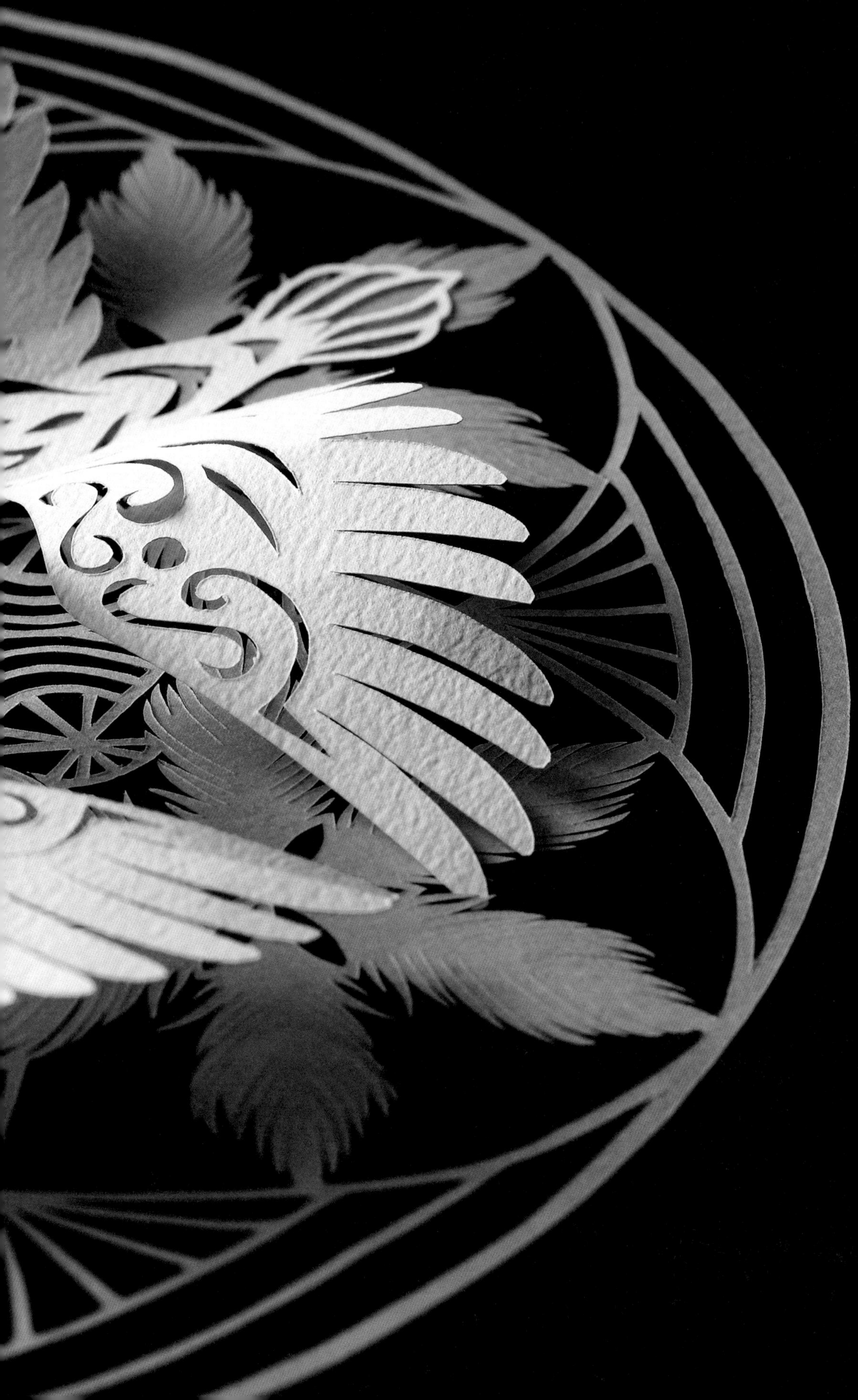

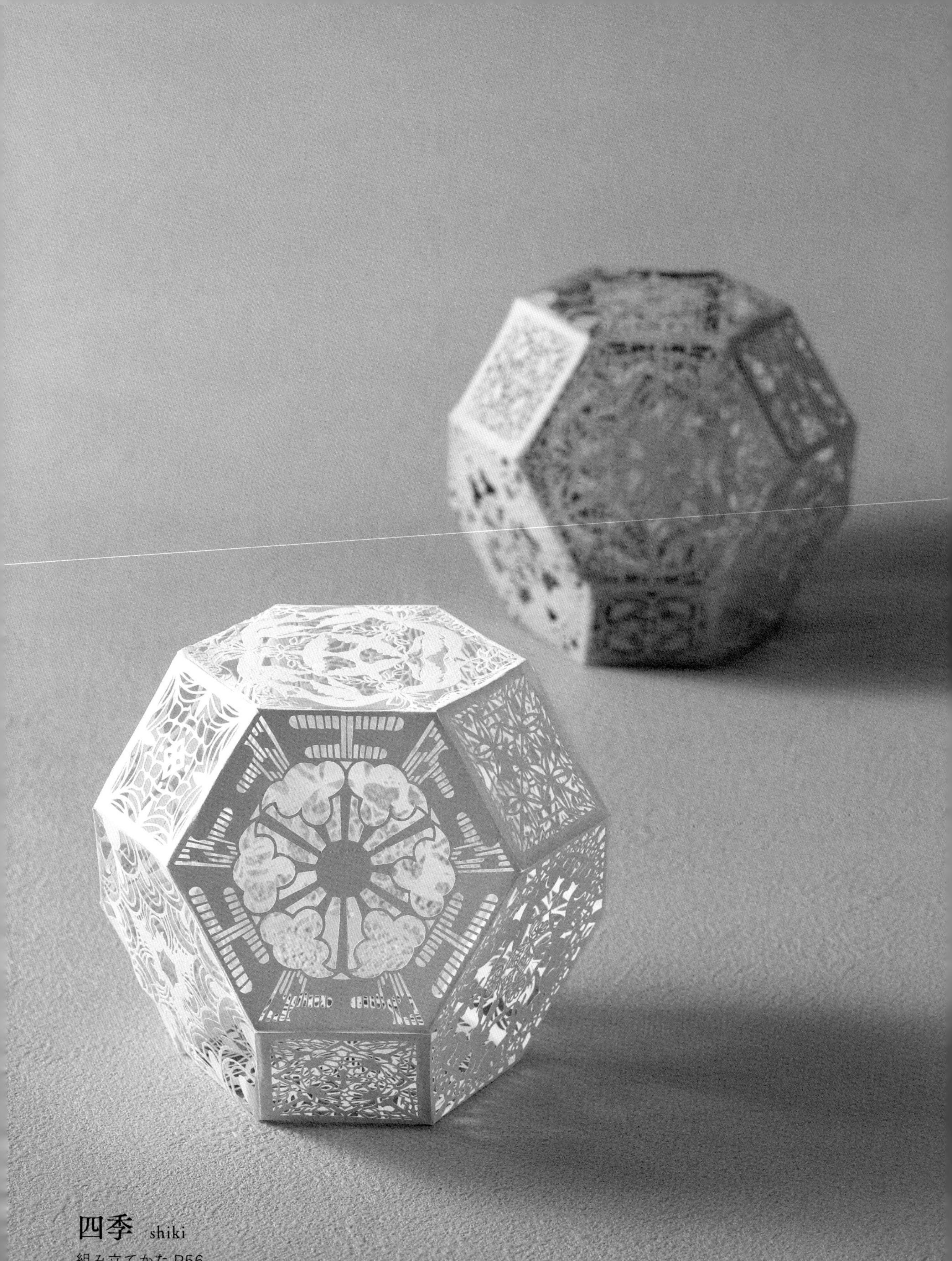

四季 shiki

組み立てかた P56
図案 P94〜95

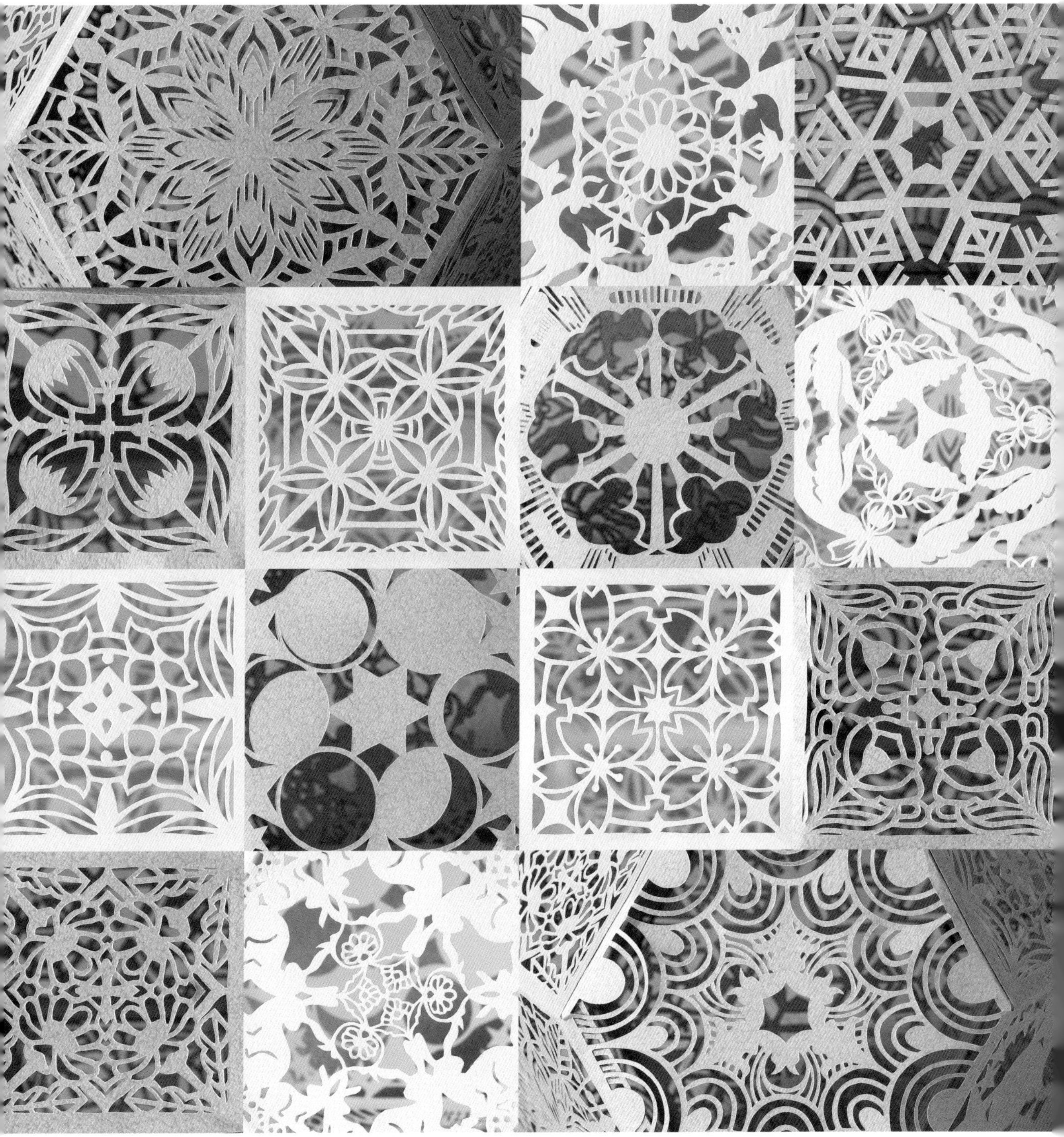

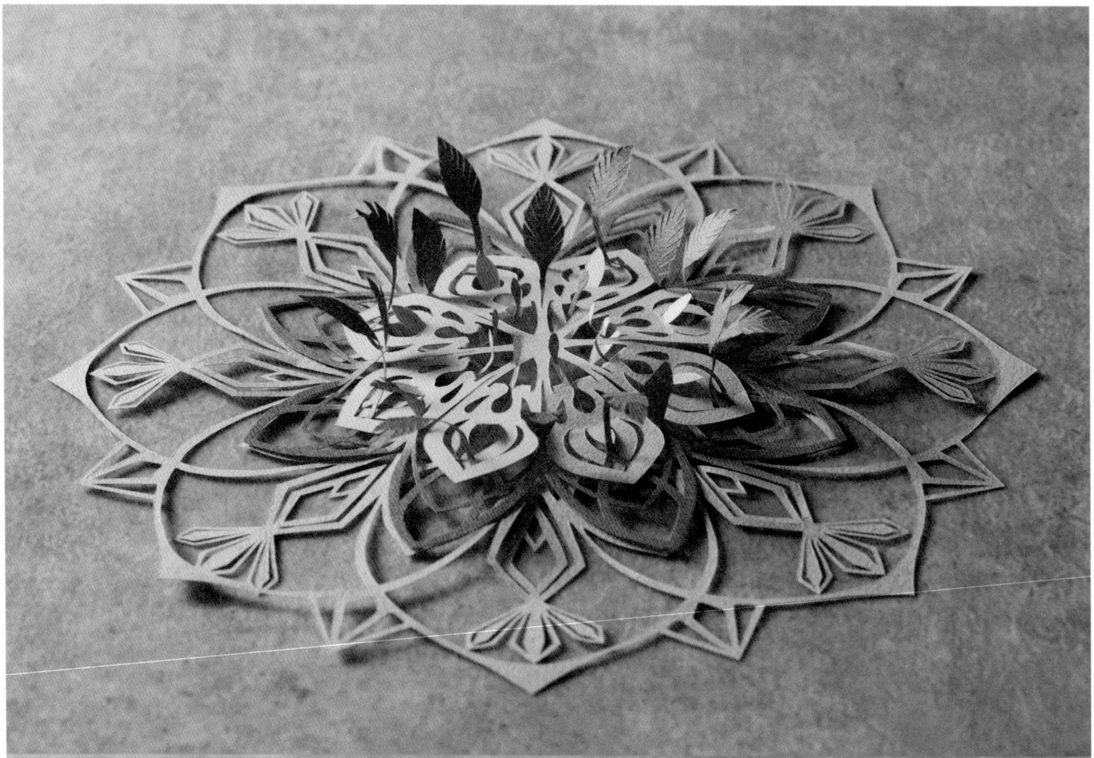

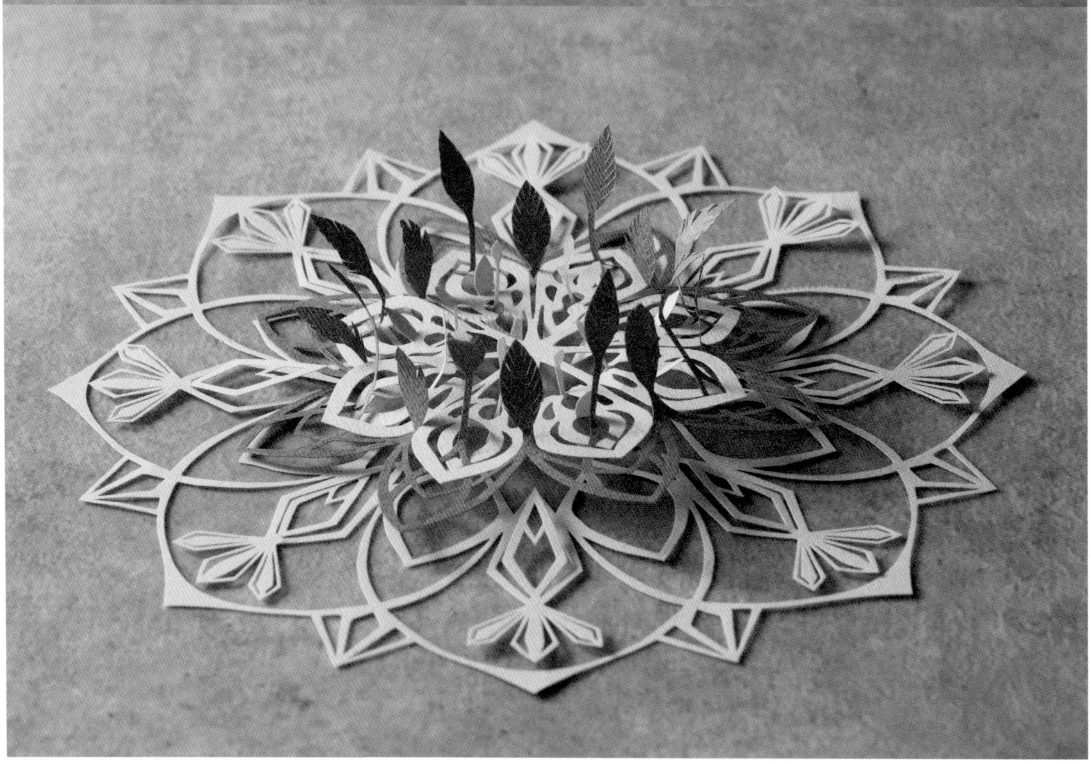

水の音 mizu no oto

組み立てかた P52
図案 P60～61

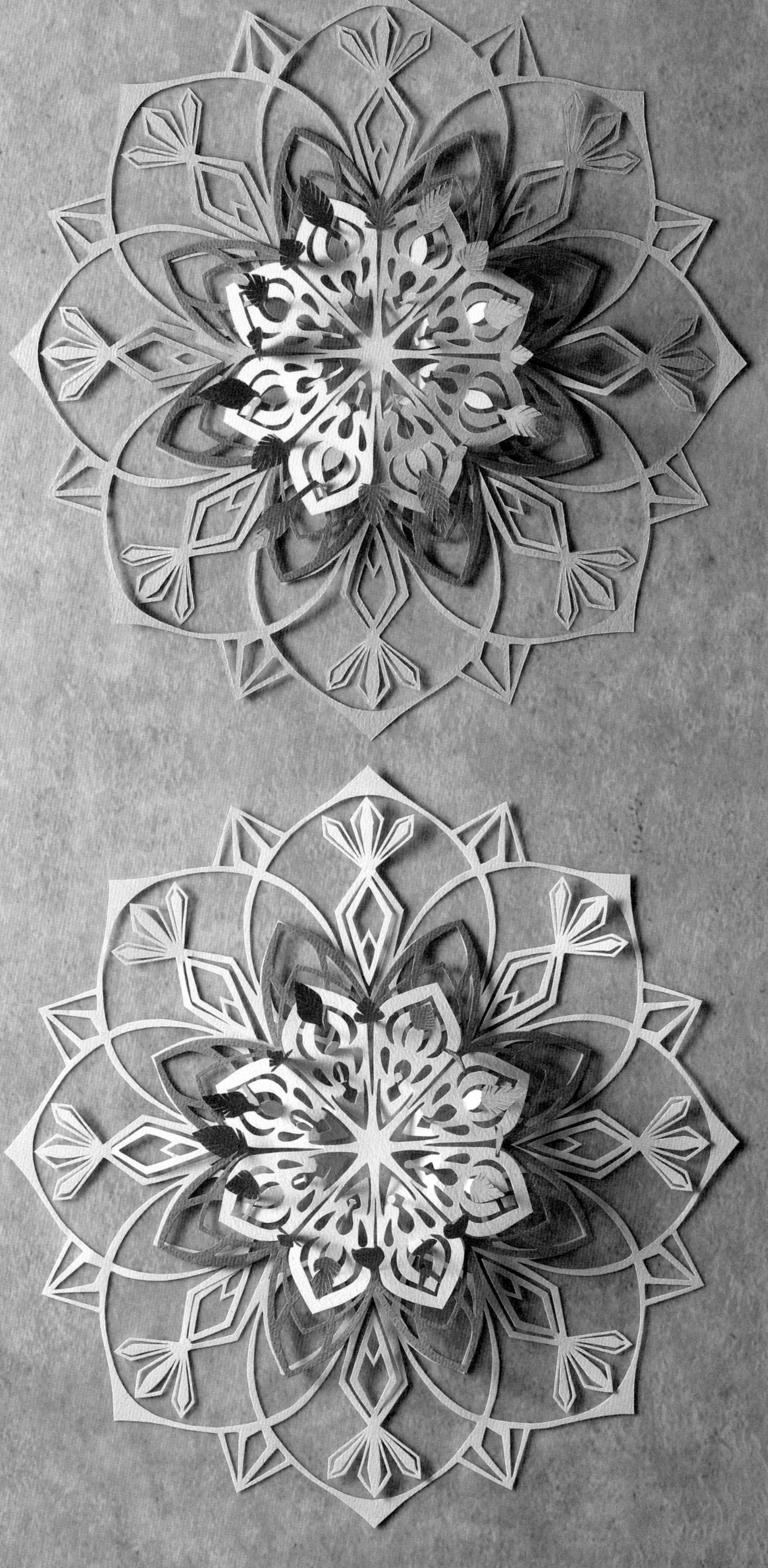

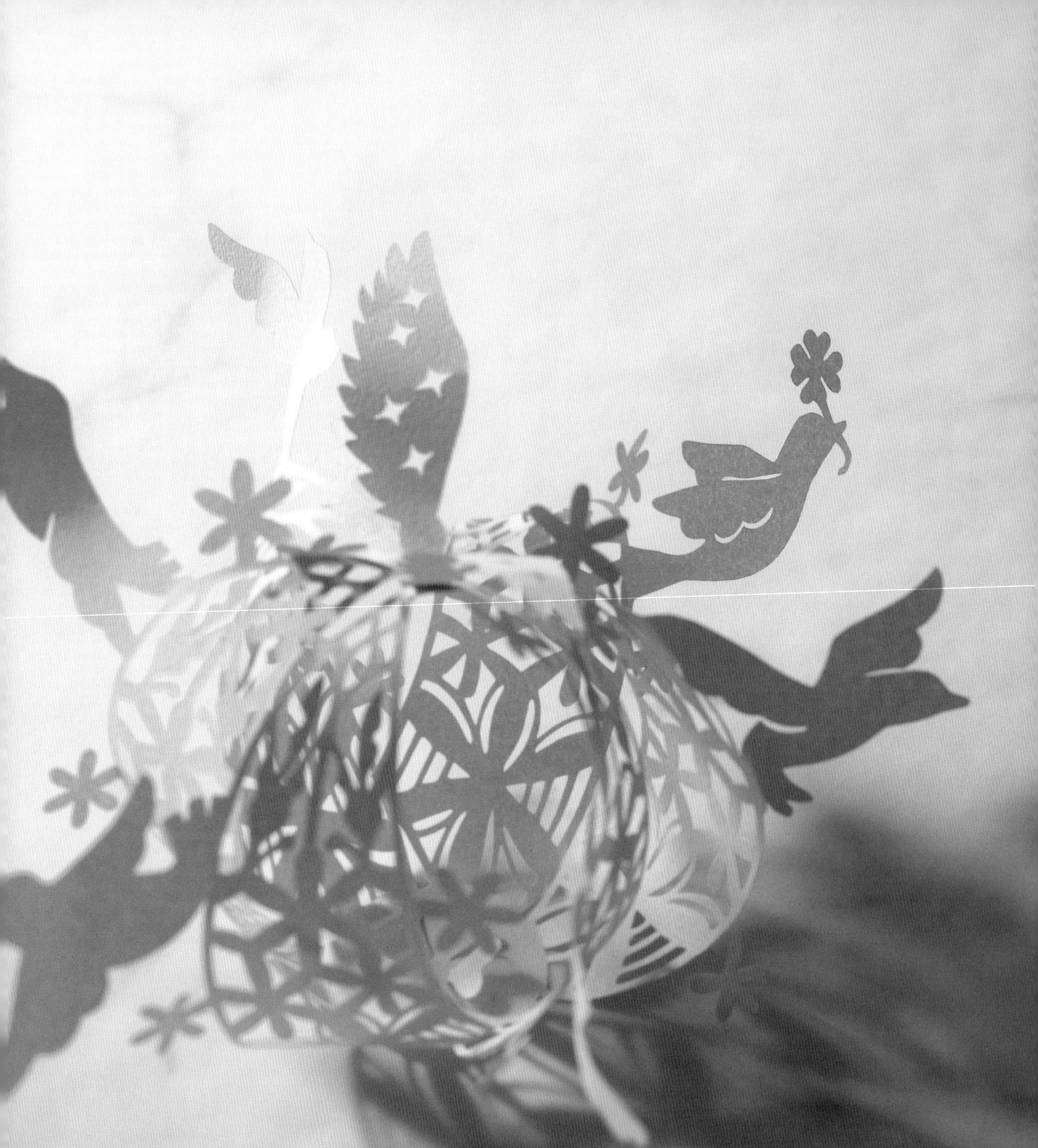

翼 tsubasa

組み立てかた P53
図案 P70

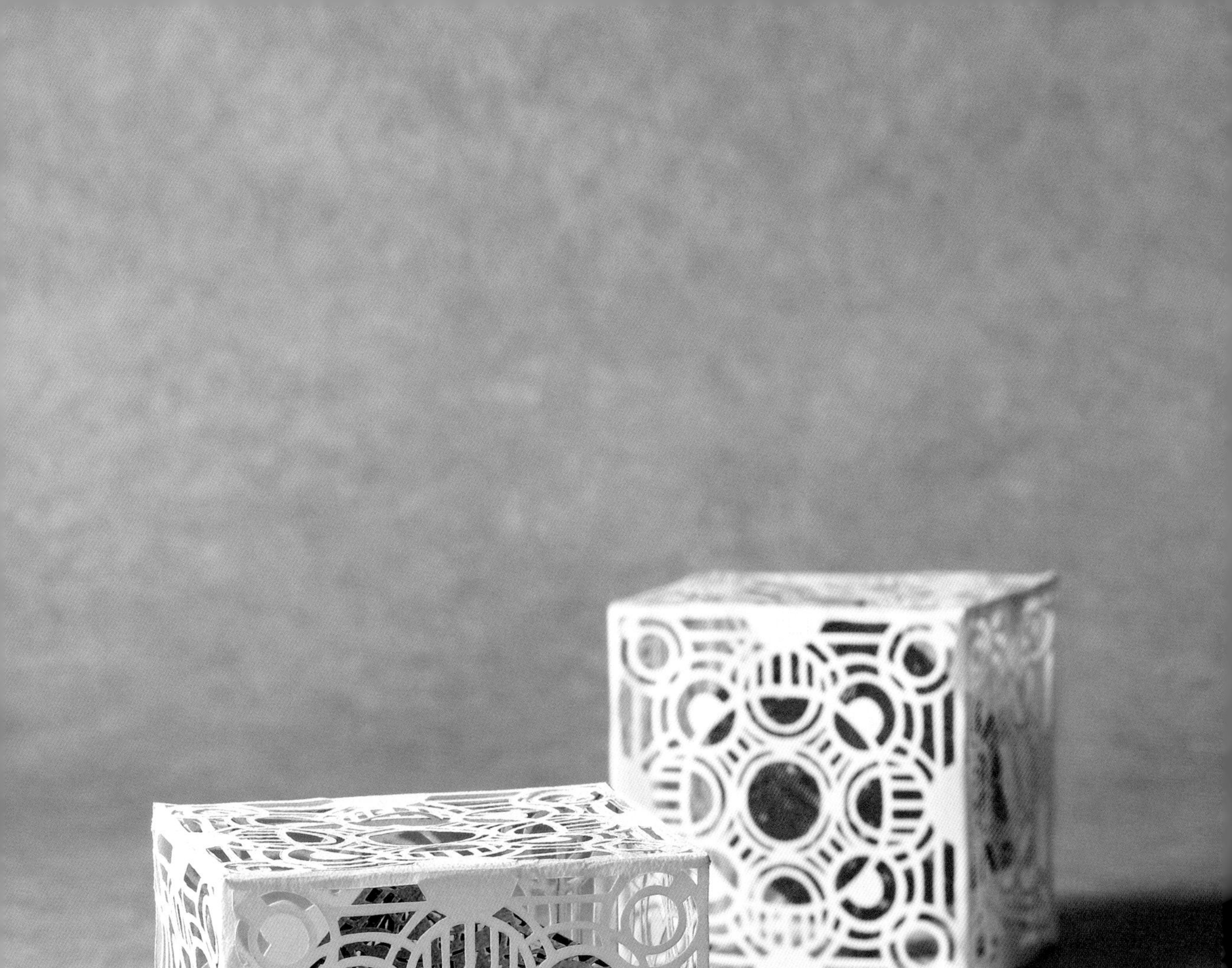

七宝 shippou

組み立てかた P55
図案 P80〜81

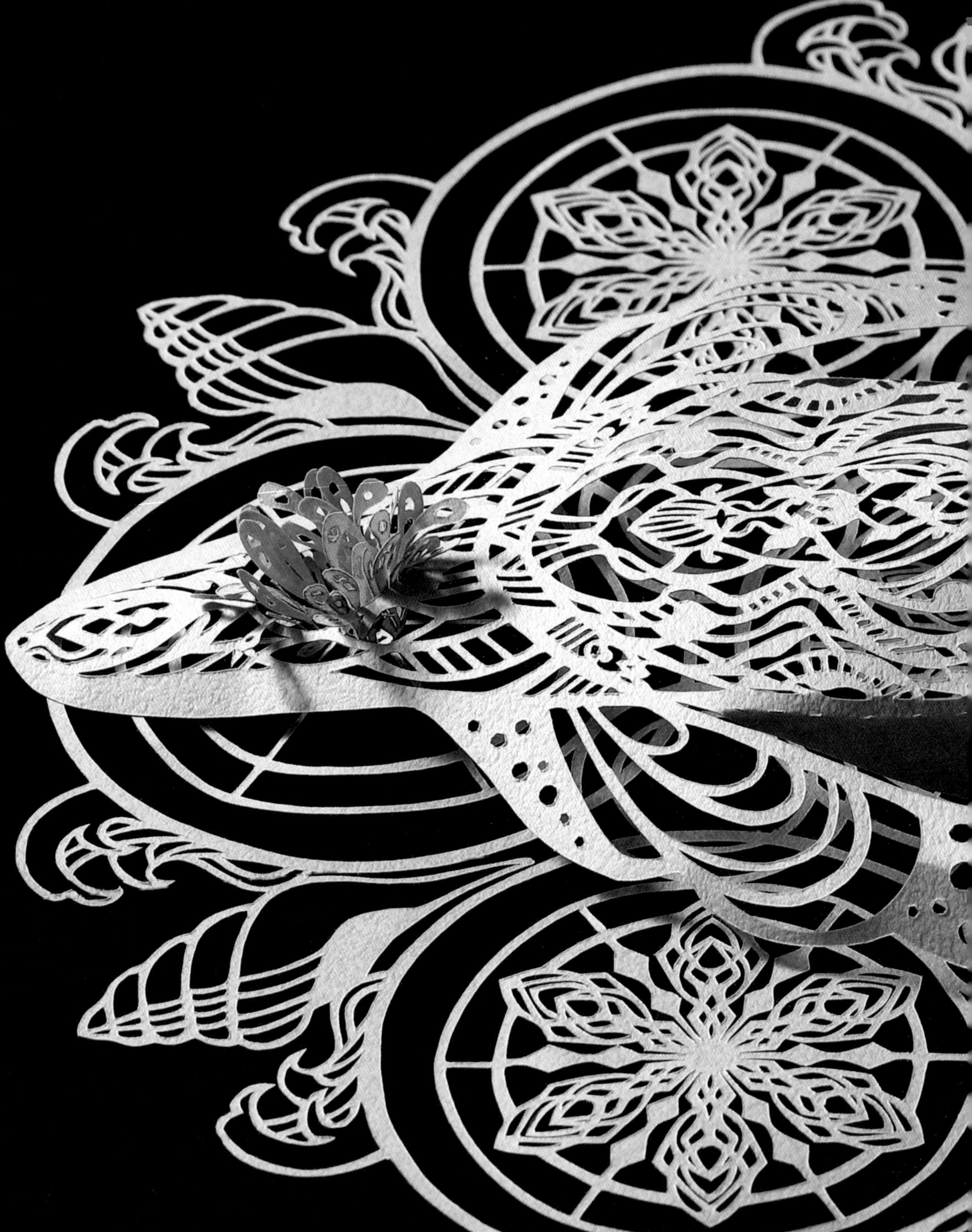

海潮 kaichou

組み立てかた P54
図案 P74〜75

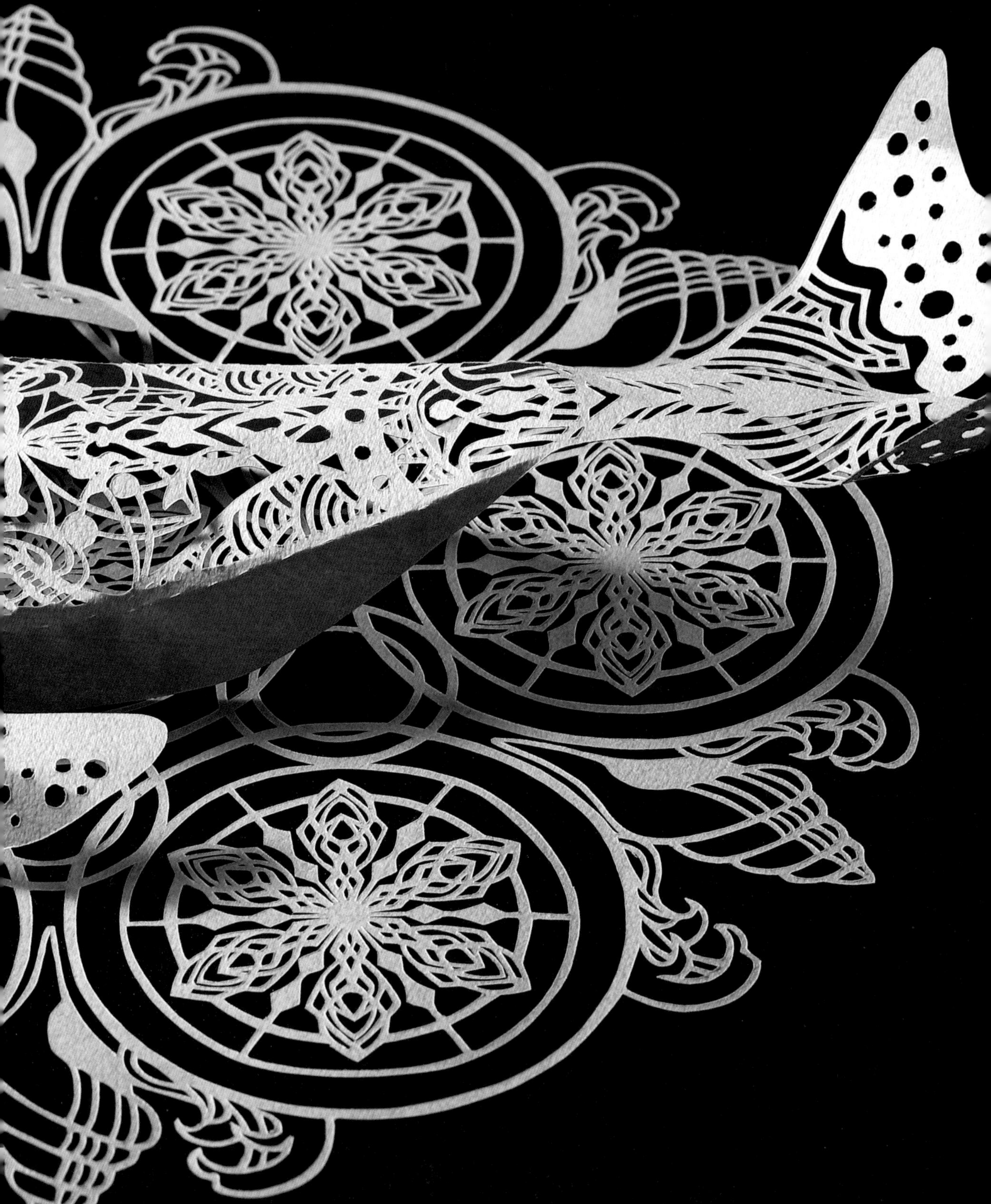

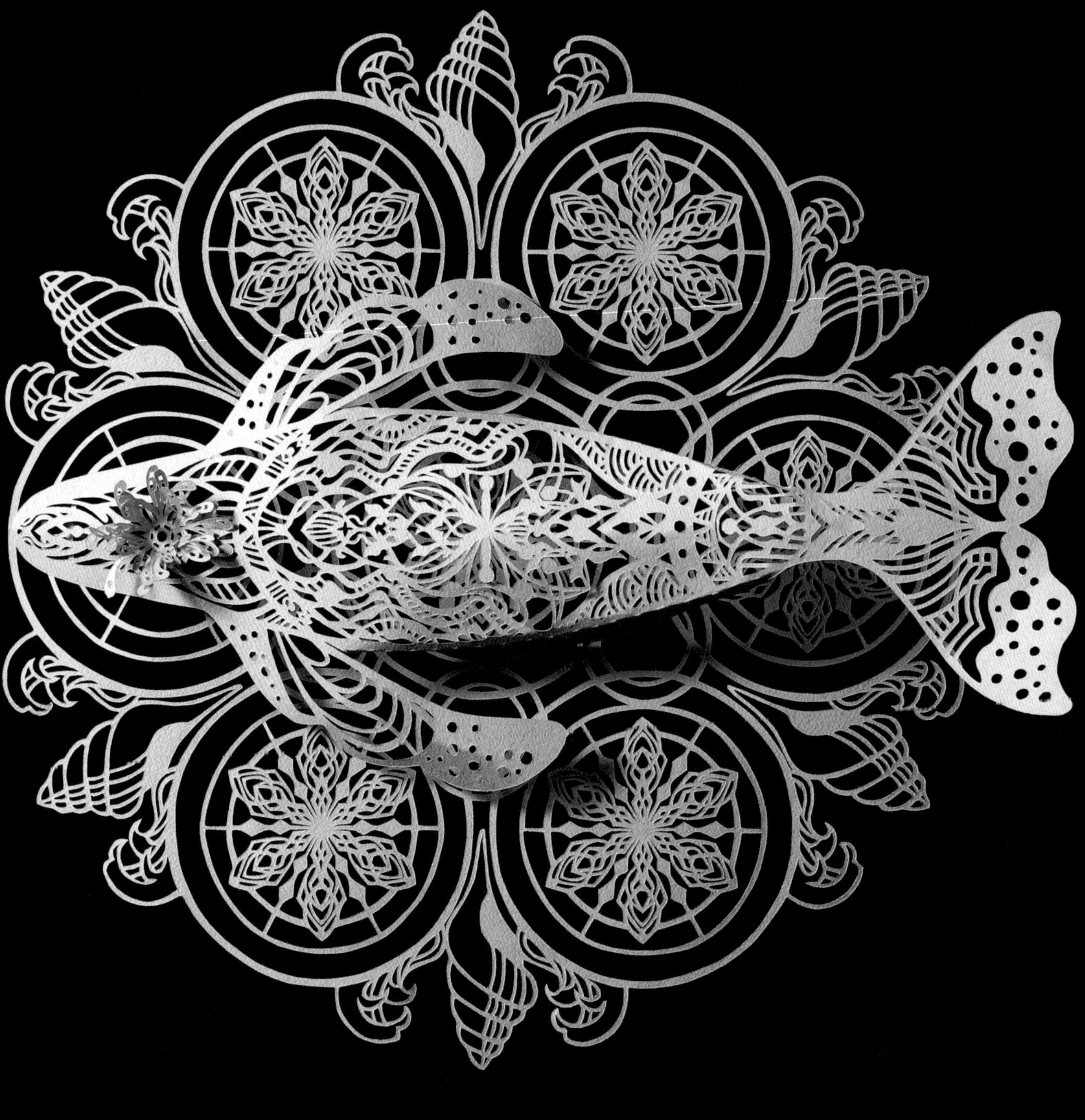

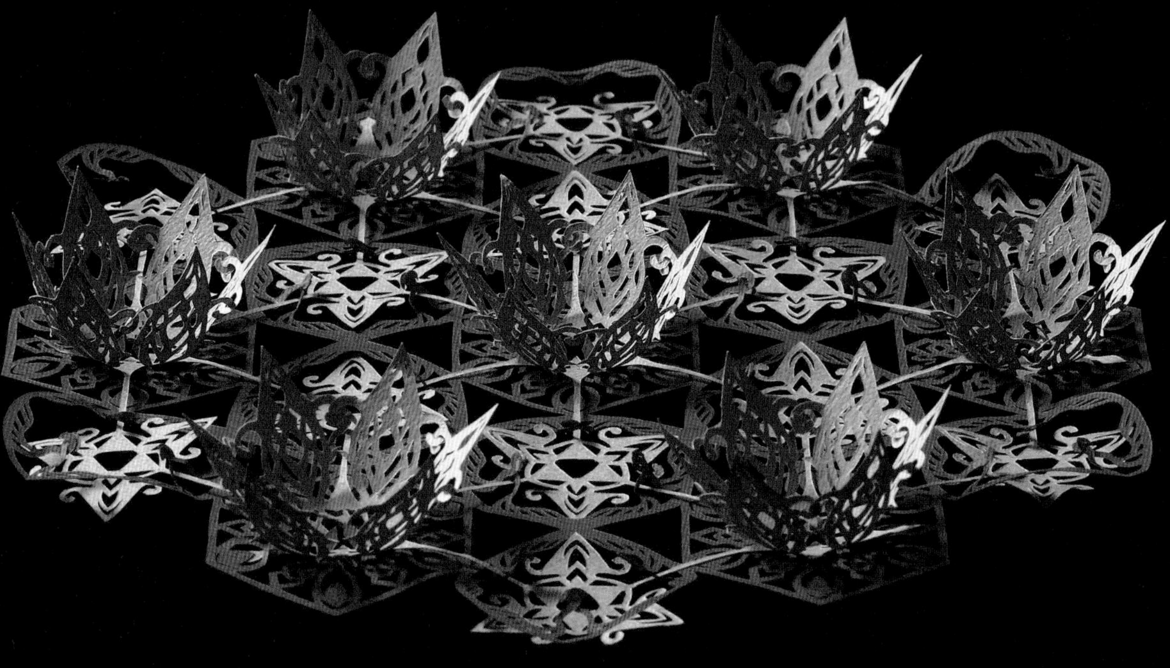

火天 katen

組み立てかた P56
図案 P92〜93

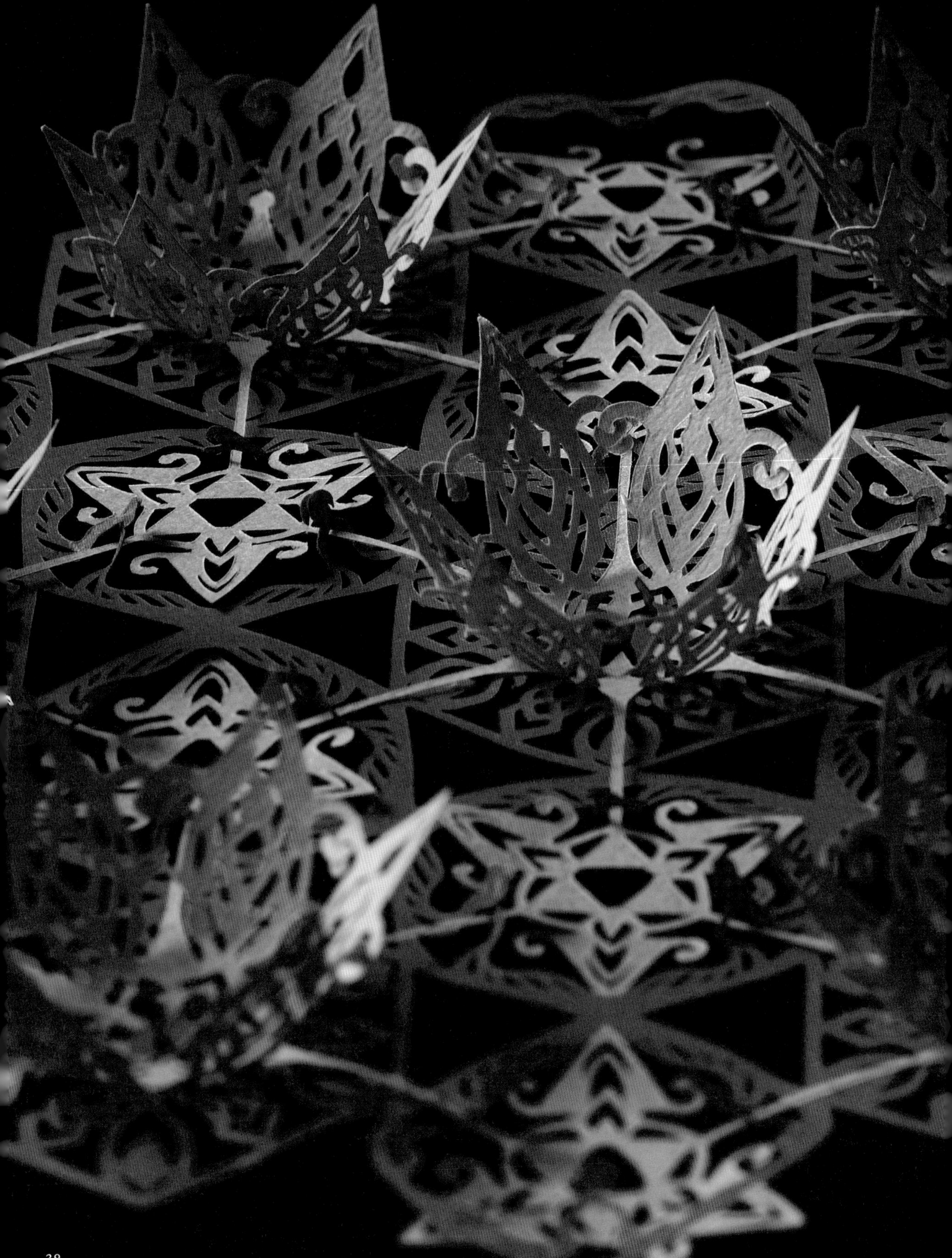

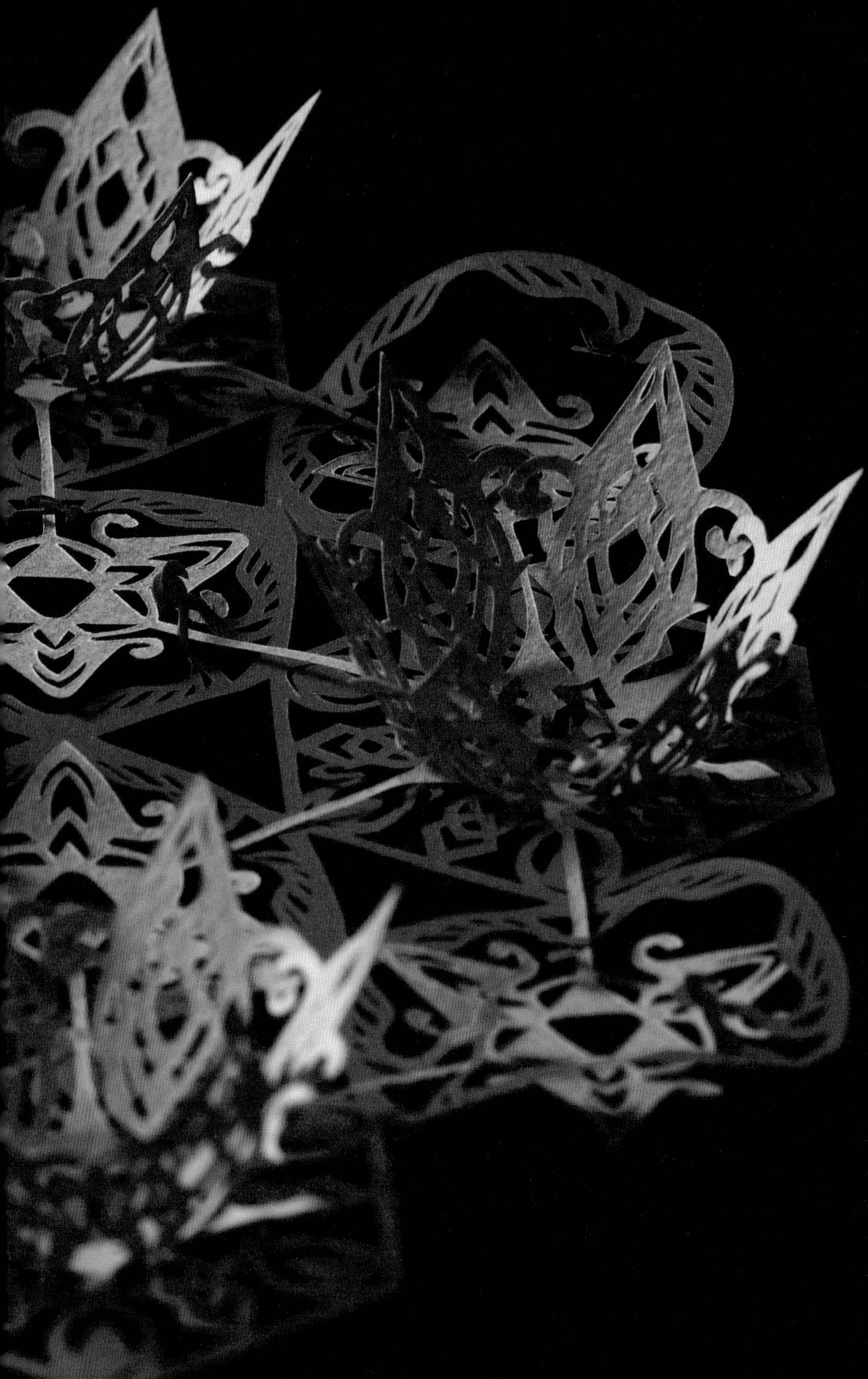

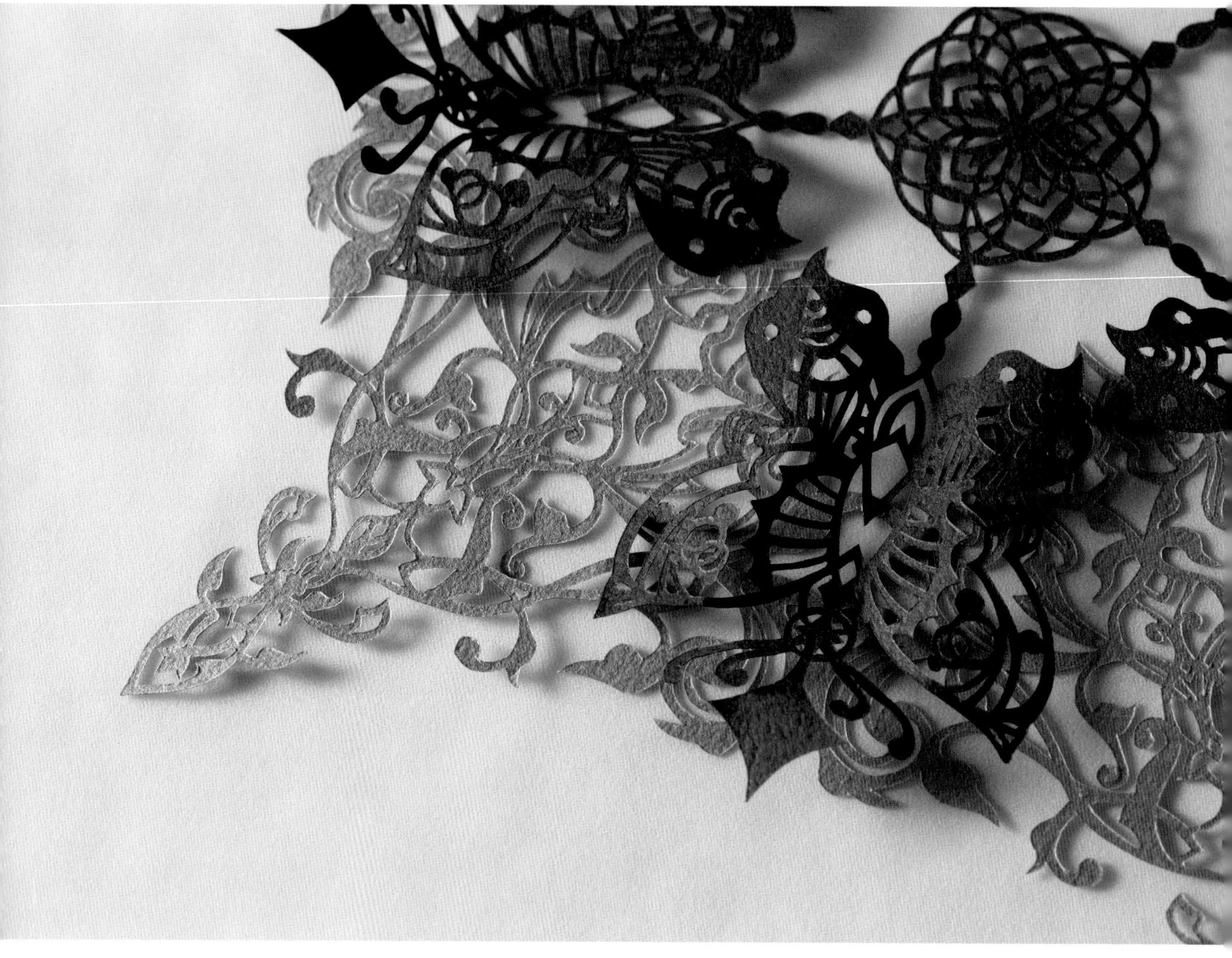

胡蝶 kochou

組み立てかた P56
図案 P86～87

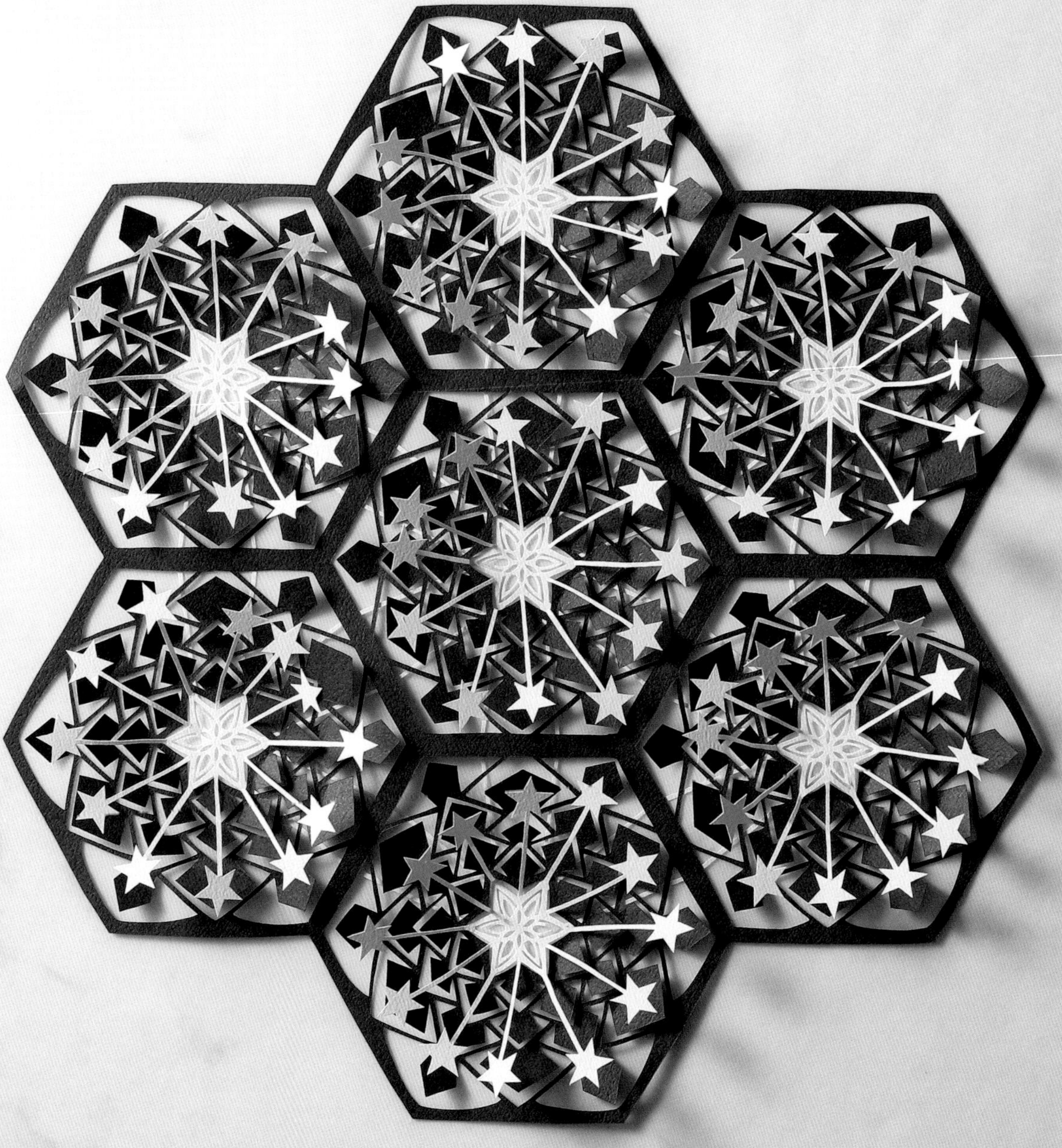

星巡り hoshimeguri

組み立てかた P54
図案 P76〜77

逍遥 shouyou

組み立てかた P52
図案 P57

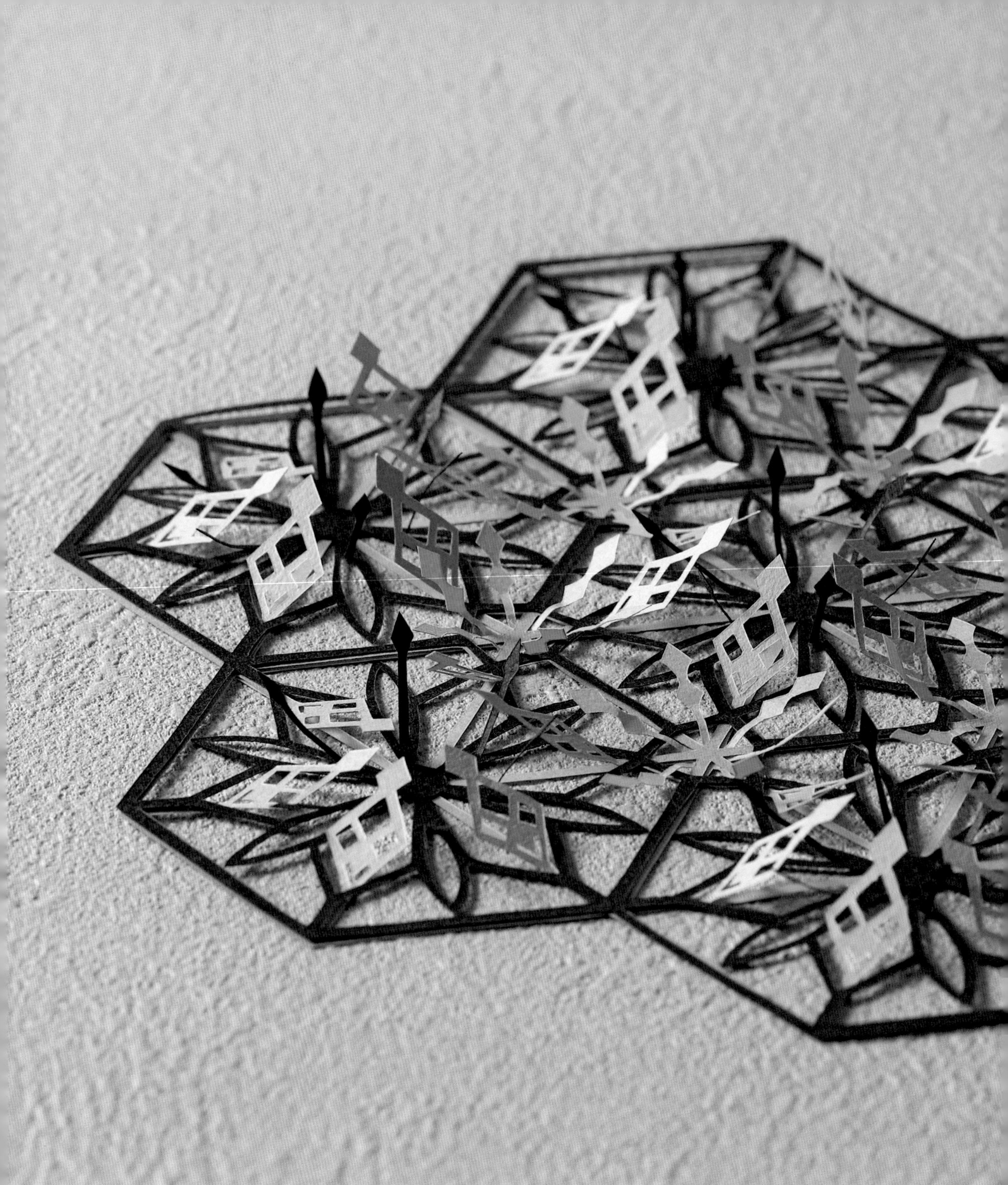

六花 rikka

組み立てかた P53
図案 P66～68

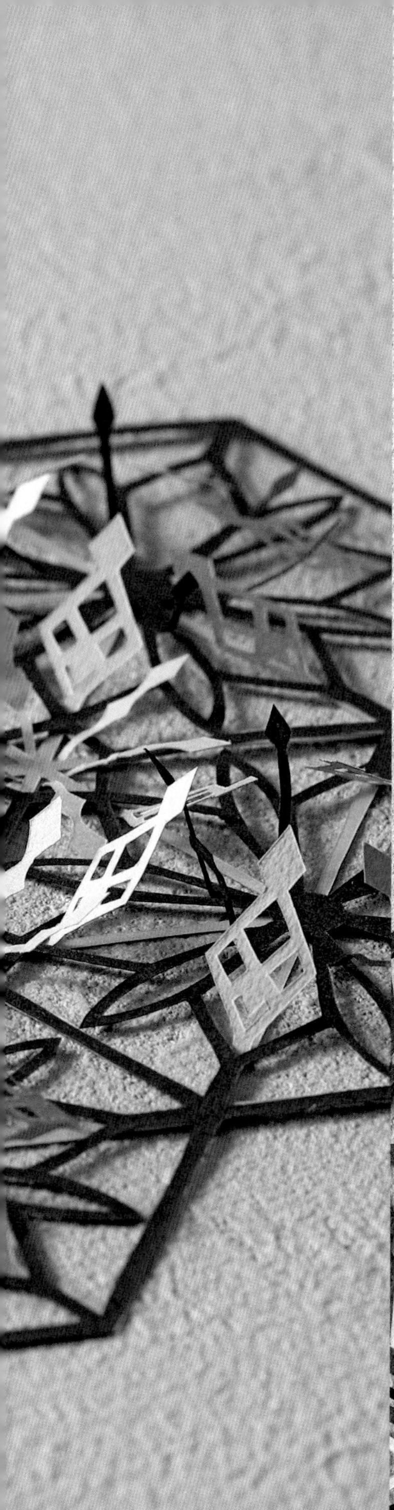

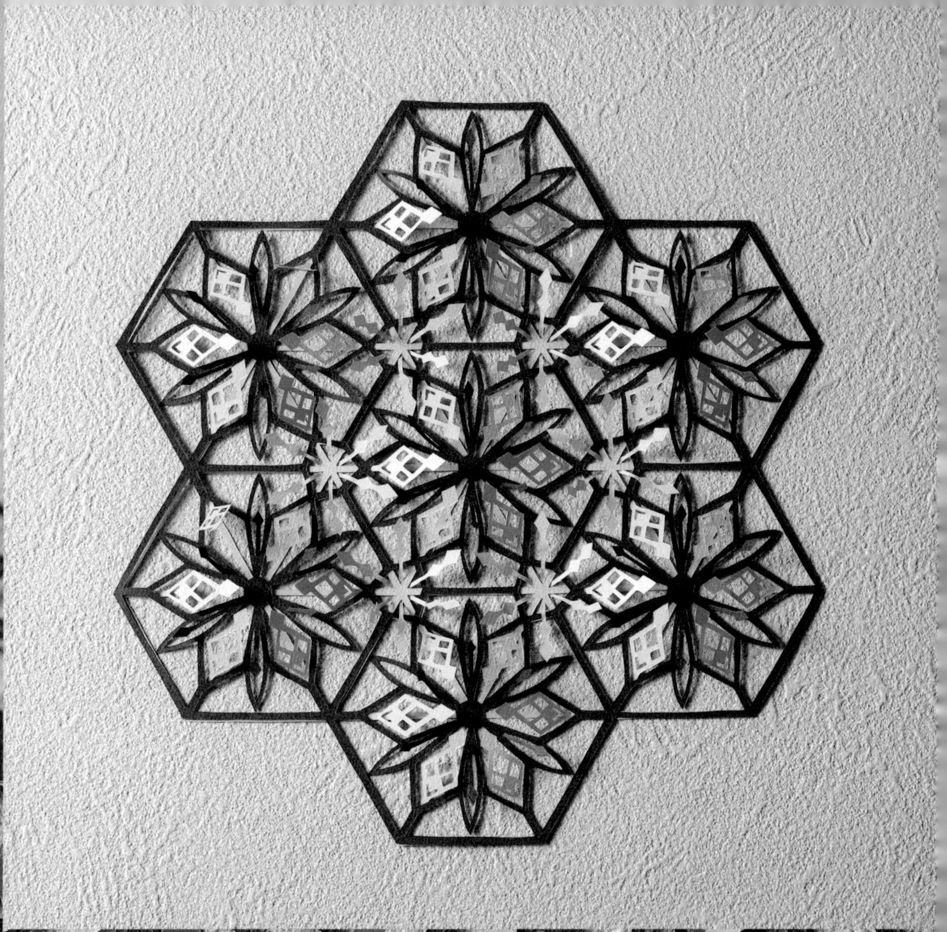

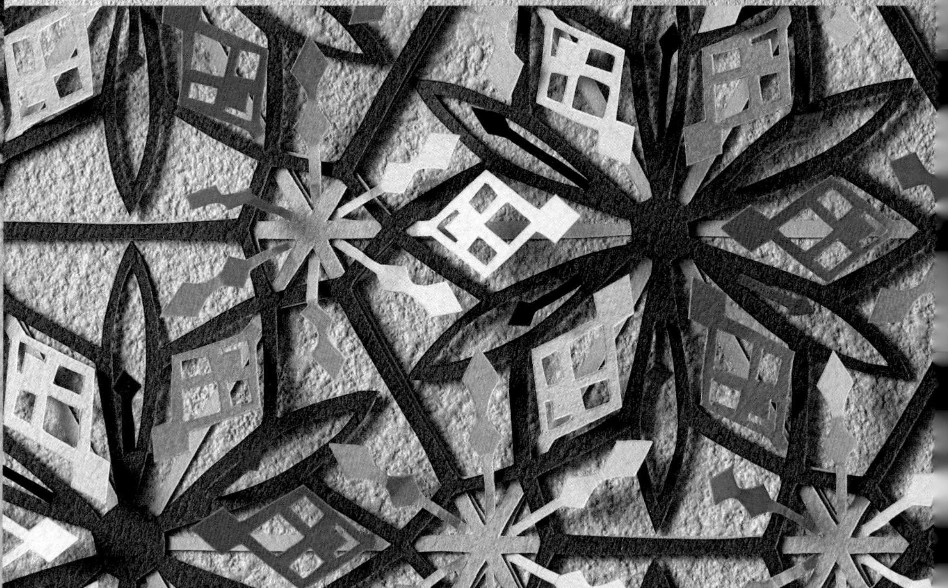

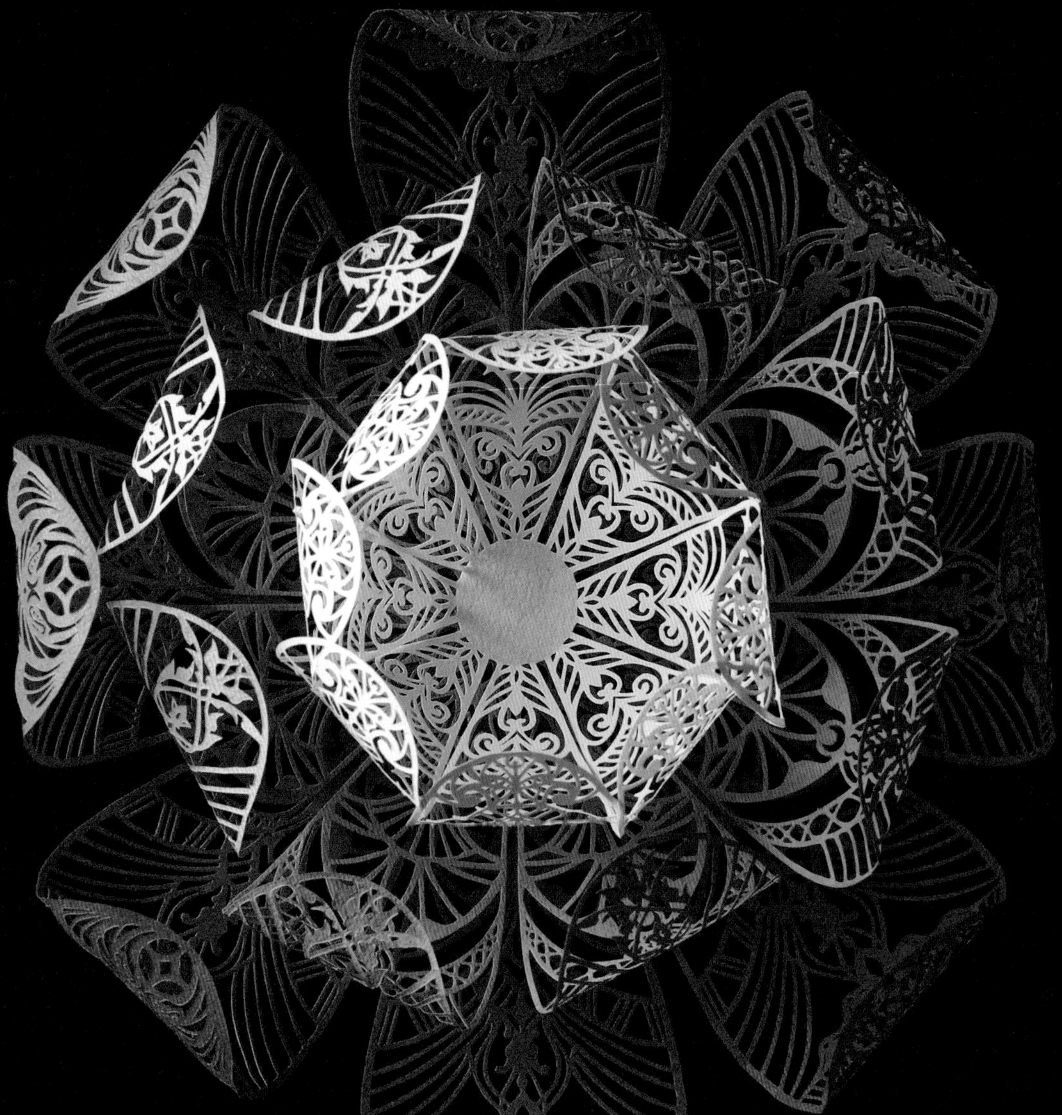

燈明 toumyou

組み立てかた P56
図案 P83～85

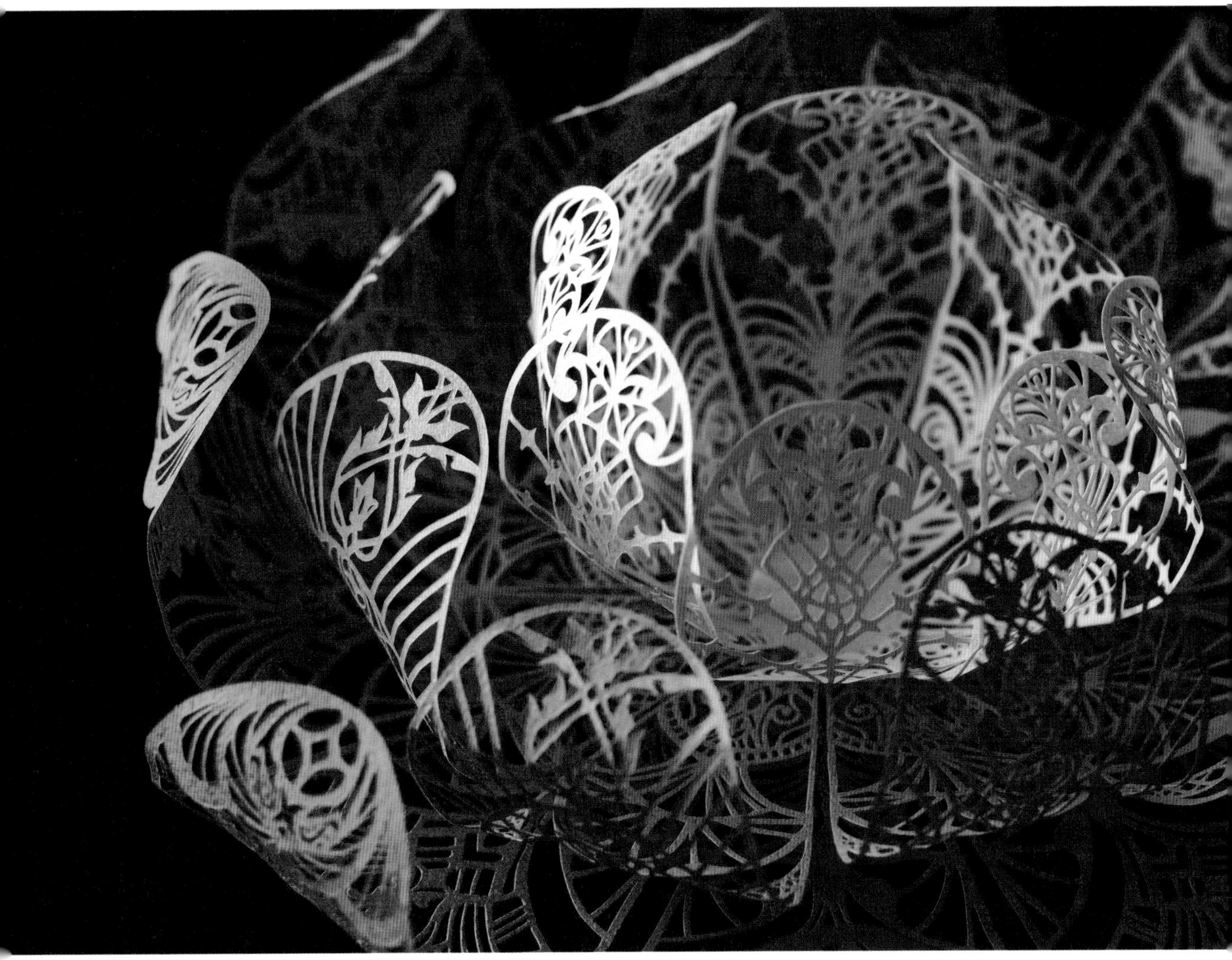

切り絵のたのしみかた

切り絵に必要な道具や材料、基本の切りかた、
作品のつくりかたのポイントを紹介します。

道具

基本の道具のほかに用意しておくと便利な道具を紹介します。

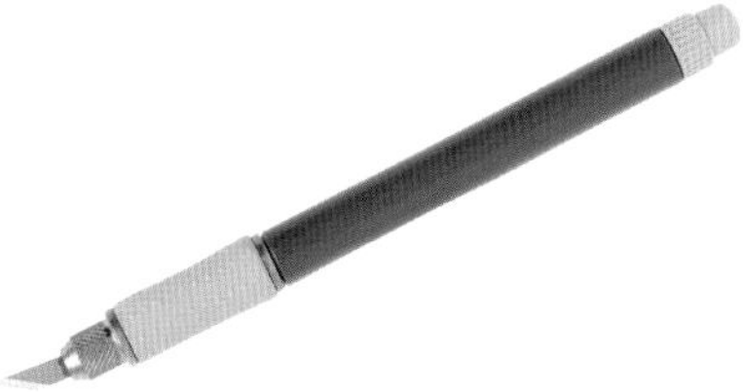

デザインカッター

一般的なカッターより持ちやすく、繊細な部分も切りやすいのでおすすめです。

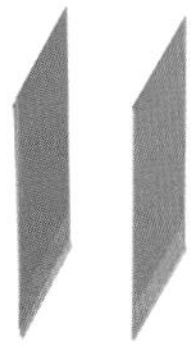

カッターの刃

デザインカッター専用の刃。角度が30度の刃にすると、細かい図案でも切りやすいでしょう。

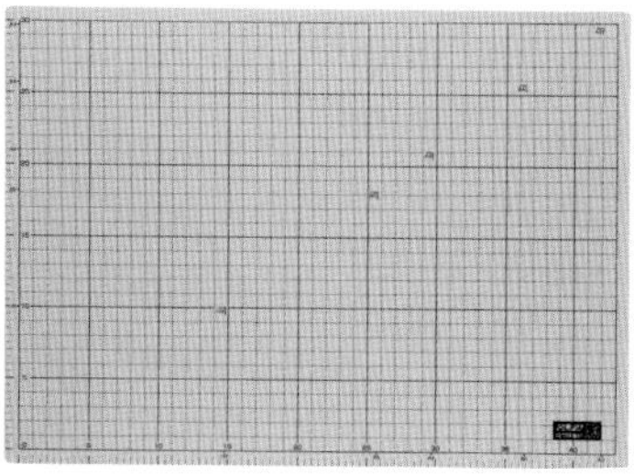

カッターマット

紹介している作品には、A3サイズの大きさがおすすめです。

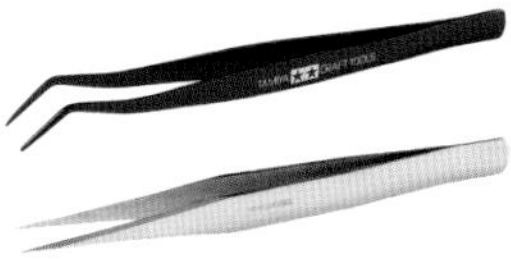

ピンセット

細かい部分を折ったり、クセづけしたりするのに便利。先の形が違うものを用意しておいても。

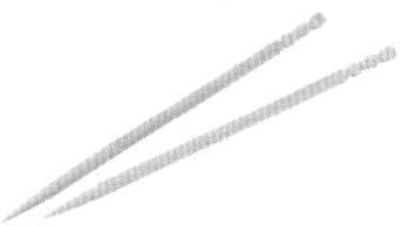

つまようじ

作品をまるくカーブさせてクセづけしたり、接着剤を塗ったりする際に使用。

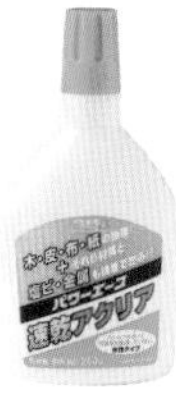

接着剤

すぐに乾く速乾性のもの。乾くと完全に透明になるものがおすすめです。

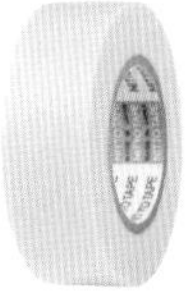

マスキングテープ

図案をトレーシングペーパーや切り絵用の紙に固定するときにつかいます（P49）。

トレーシングペーパー

図案をトレースする際に使用。

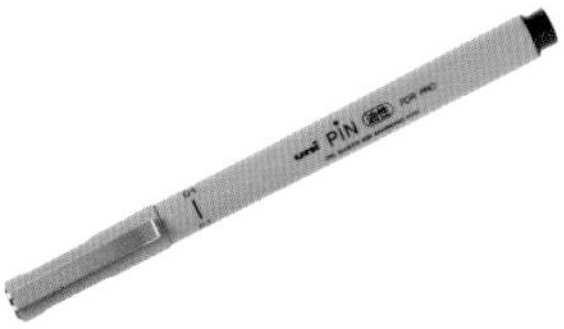

製図用ペン

コピーした図案をトレースする際に使用。0.1〜0.5㎜の極細がおすすめです。

紙

紙の厚さは斤量《きんりょう》（kg）であらわされ、
本書では70kgと100kgの
タント紙をつかっています。
100kgのほうが厚くなります。
タント紙以外にも紙の種類によって、
切りやすさや仕上がりが異なるため、
いろいろと試してみるのもおすすめです。

図案の写しかた

図案の写しかたは3つあります。いずれかの方法で切り絵の準備を進めましょう。

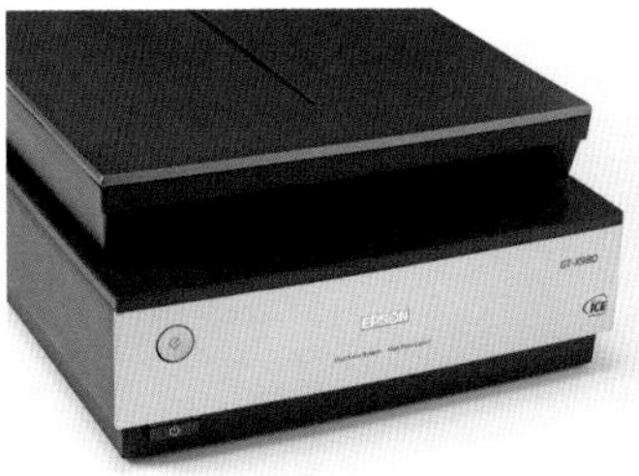

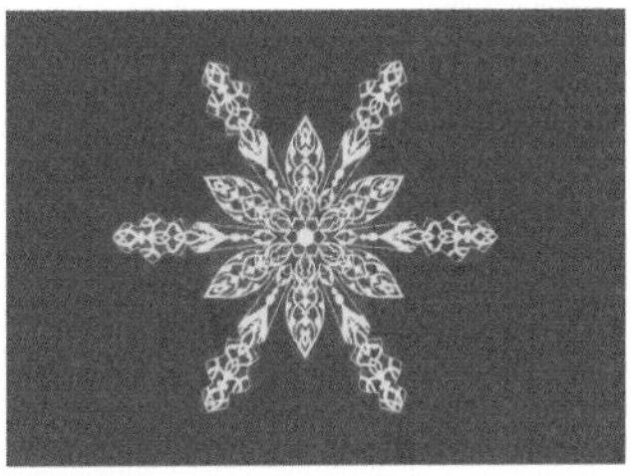

コピーする

図案を切り絵用の紙に直接コピーします。
図案を好みのサイズに拡大・縮小しても。

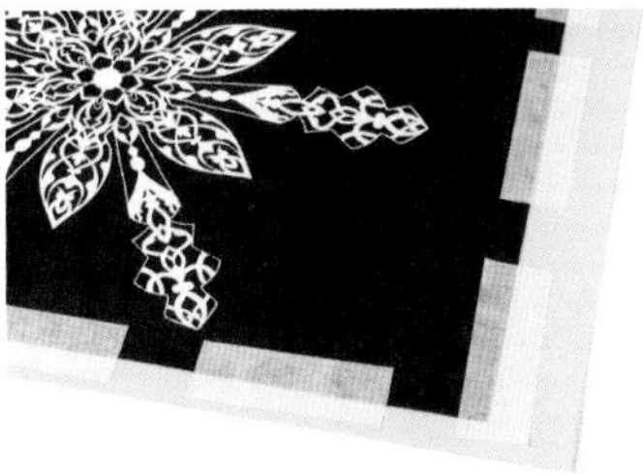

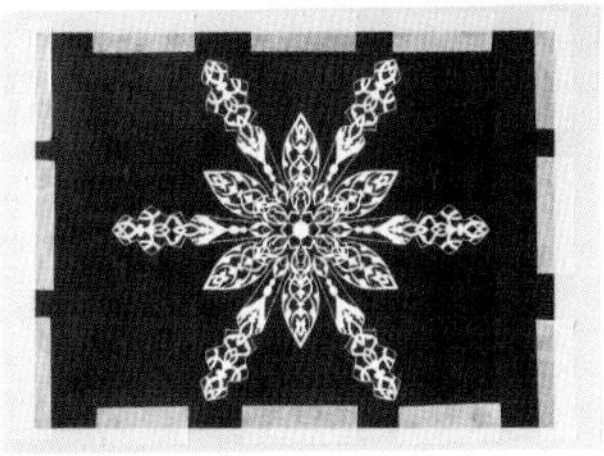

コピーした図案を重ねる

図案を一般的なコピー用紙にコピーし、切り絵用の紙に重ねます。マスキングテープで固定したら、2枚を重ねたまま切っていきます。図案を好みのサイズに拡大・縮小しても。

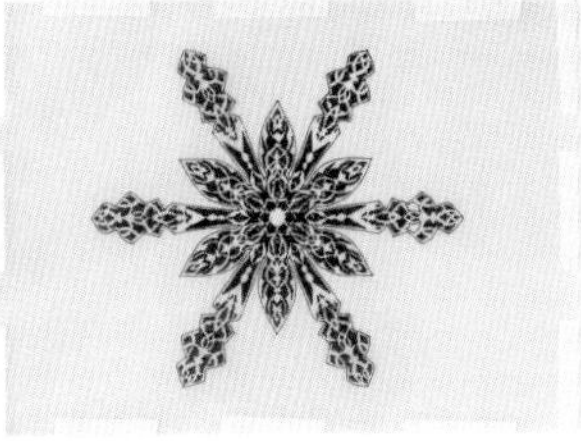

トレースした図案を重ねる

図案にトレーシングペーパーをのせてトレースしたあと、切り絵用の紙に重ねます。ずれないようにマスキングテープで固定したら、2枚を重ねたまま切っていきます。図案を好みのサイズに拡大・縮小することはできません。

カッターの持ちかた

はじめにカッターの持ちかたをマスターしましょう。

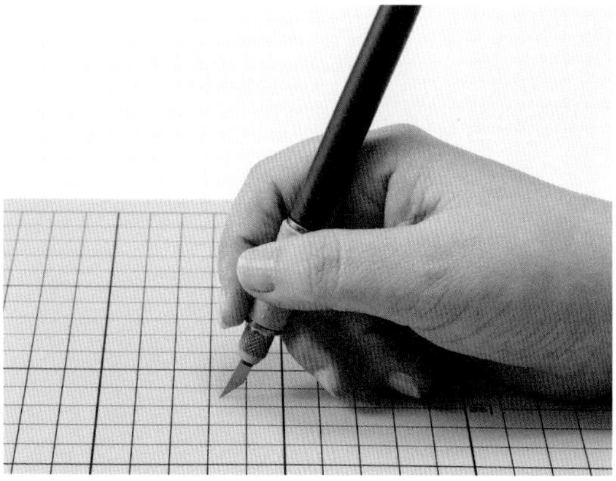

基本の持ちかた

えんぴつと同じように、力を入れずにカッターをにぎります。切る際も、文字を書くときと同様に動かします。

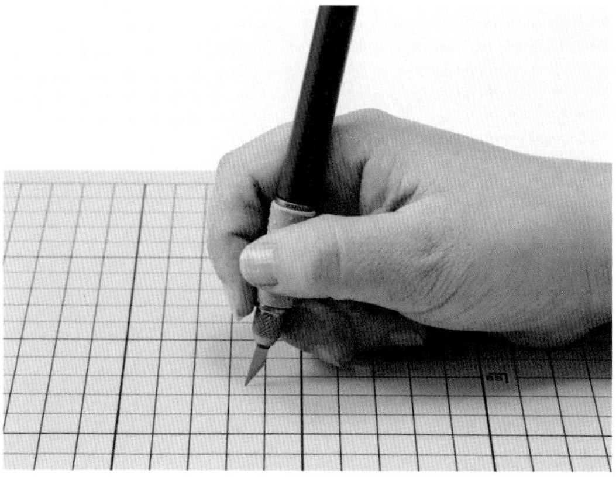

細かい部分を切るとき

小さな円や角など細かい部分を切る際は、刃を立てて切ります。

切るコツ

図案を切るコツを紹介します。

図案の中心から切る

端から切っていくと、手の位置にこまったり、切りおわったところをやぶってしまったりすることがあります。図案の中心から端に向かって切っていきましょう。

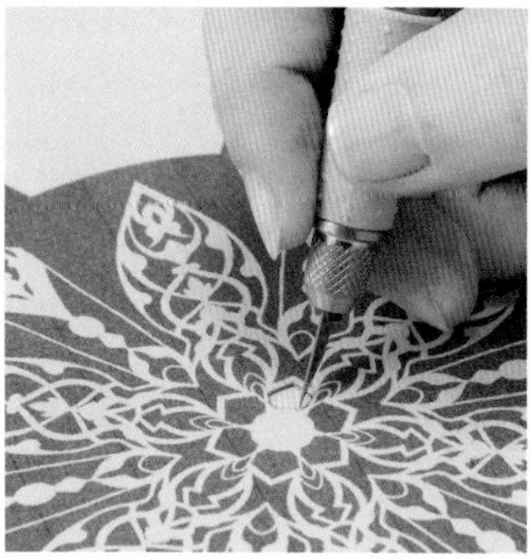

V字は角に向かって切る

V字の部分は矢印のように、角に向かって2回にわけて切ります。

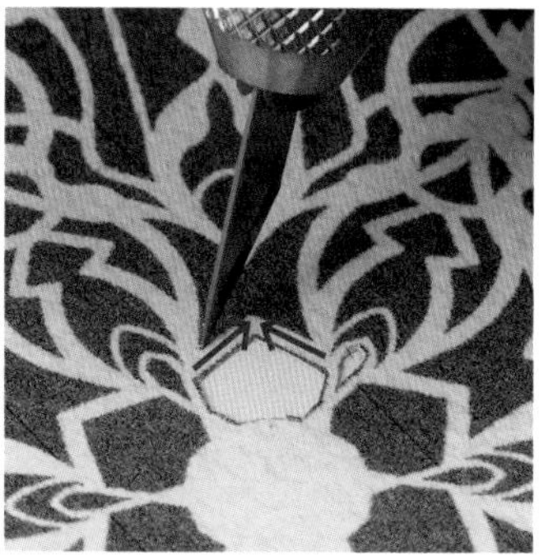

細部は刺すように切る

細かい部分を切る際は、刃を立てて少しずつ刺すようにして切ります。

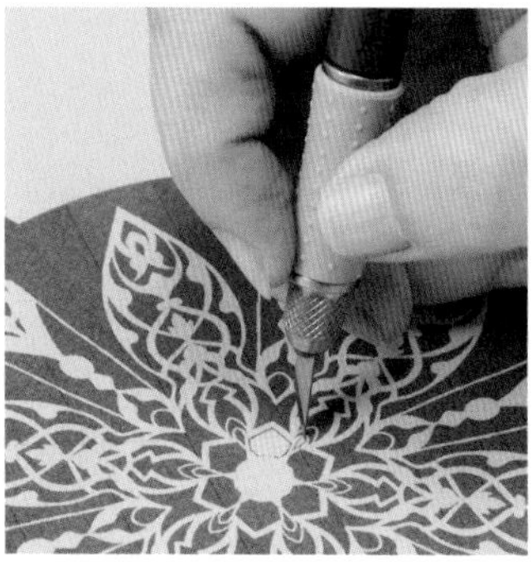

難しい部分はわけて切る

曲線など、切るのが難しいところは、小さな範囲に区切り、数回にわけて切るのがおすすめです。

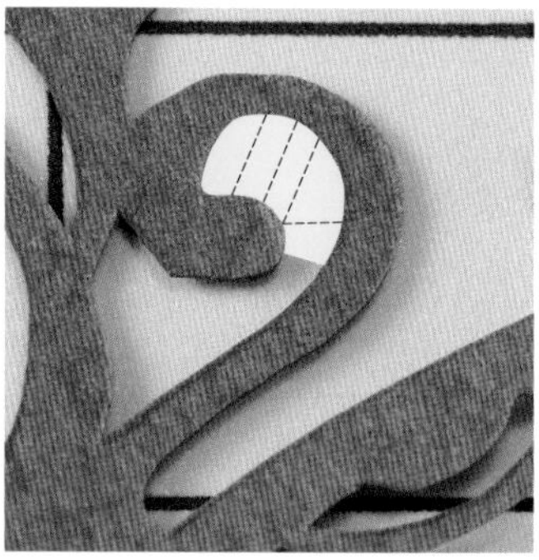

失敗したら

図案を切り落としてしまったり、切りおわったところがやぶれてしまったりしたら、次の方法で補修できます。

裏面でつなげる

裏面に同じ紙をつぐ方法です。立体にしたときに見える場合があるので注意しましょう。

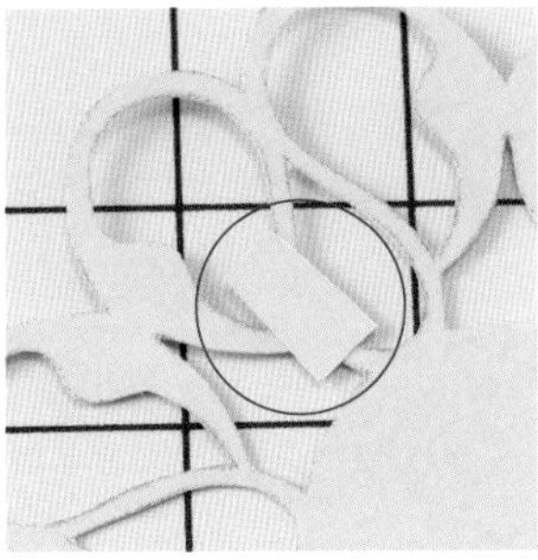

≫

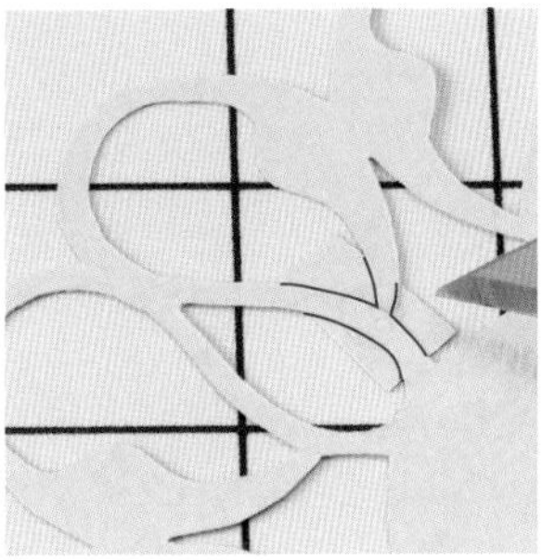

補修用の紙を補修部分よりやや大きく切り、接着剤で裏側に貼る。表側を上にして、はみ出している部分を切る。刃を接着面に差し込むように切ると、きれいに仕上がる。

接着剤で補修する

細かい部分は、接着剤で固定します。乾くと完全に透明になる接着剤がおすすめです。

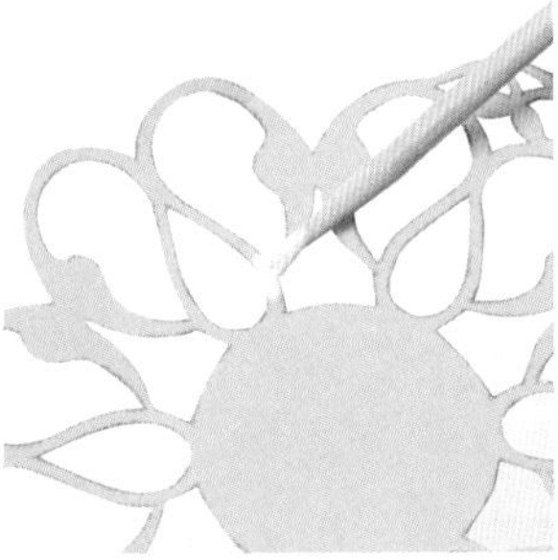

つまようじに接着剤をとって、補修する部分に塗る。

組み立てのポイント

立体に組み立てるポイントを紹介します。

ピンセットをつかって折る

細い部分を折ったり、パーツを折って立ちあげたりするときは、ピンセットをつかいます。先の形の違うピンセットをつかいわけても。

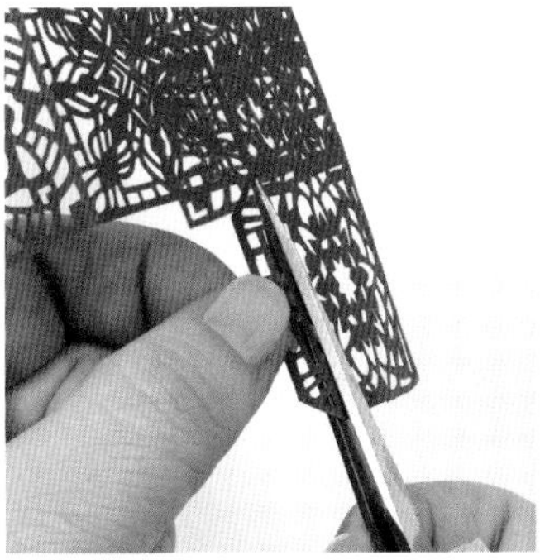

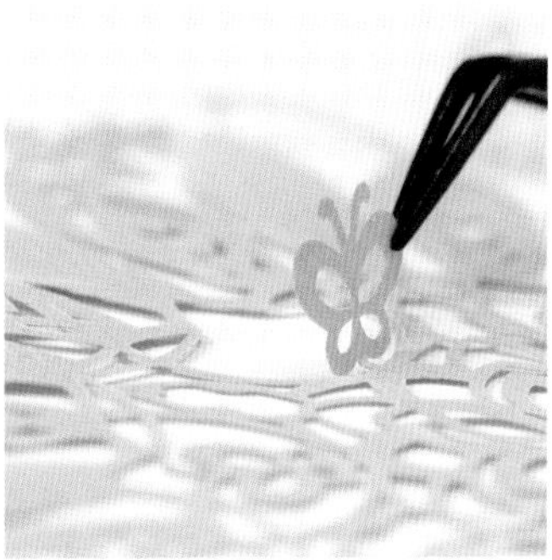

つまようじでクセをつける

まるくクセをつけたい部分の内側につまようじをあて、指とつまようじで紙をはさみ、下から上へカーブさせるようになぞります。

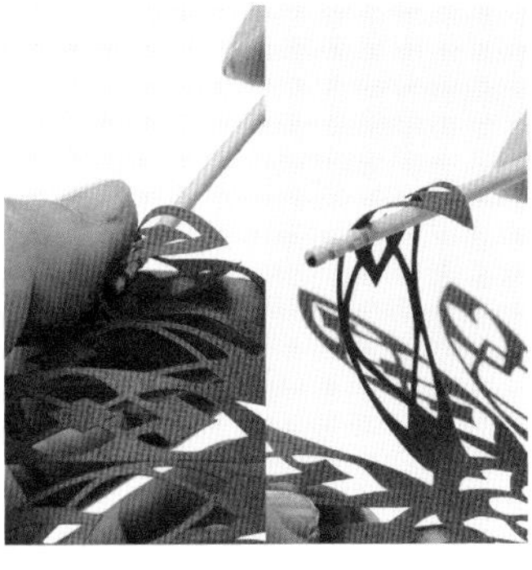

つまようじで接着する

つまようじの先に接着剤を少量とり、接着部分に塗って貼りあわせたら、つまようじの背で押さえて固定します。接着剤のつけすぎも防げます。

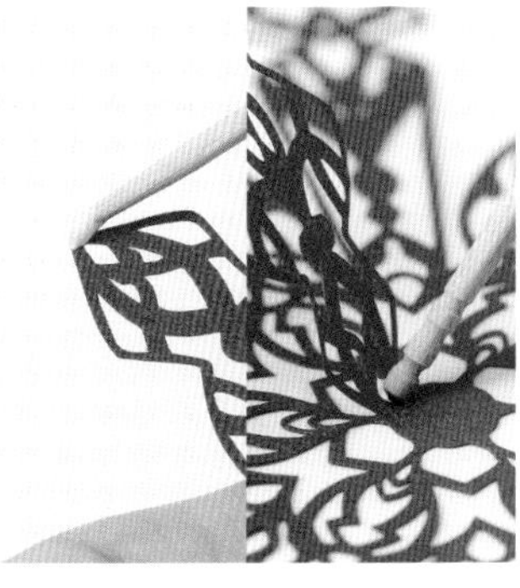

作品の組み立てかた

ここでは各作品の組み立てのポイントを紹介します。
P57～95の図案とあわせて確認しましょう。

★は切り絵の難易度です。★から★★★まで★の数が増えるほど難易度があがります。

逍遥 ★

P43　図案 P57
約縦13×横13×高さ3cm

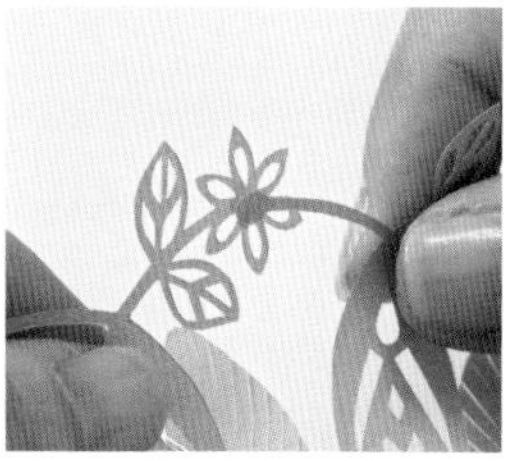

花のパーツに接着剤を適宜塗り、１つずつすべて接着する。

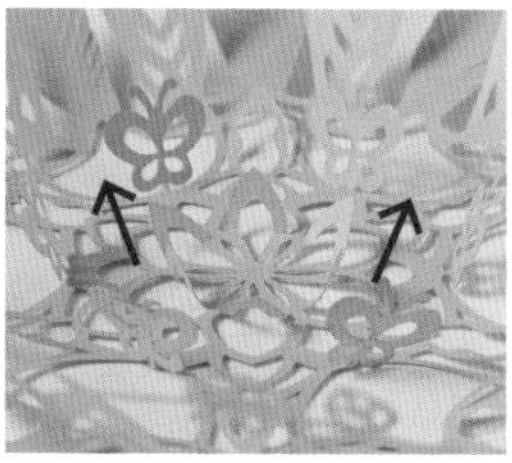

蝶と中央のパーツをすべて折って立ちあげる。

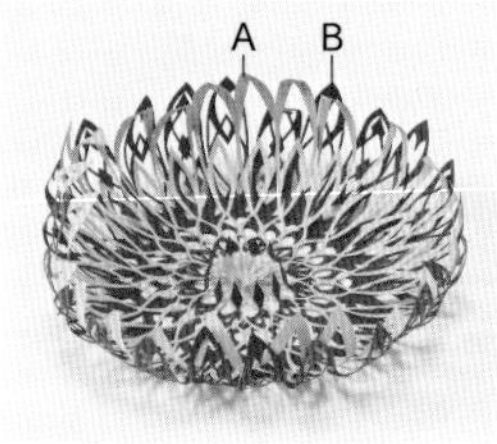

日輪 ★

P14～15　図案 P58～59
約縦12×横12×高さ2.5cm

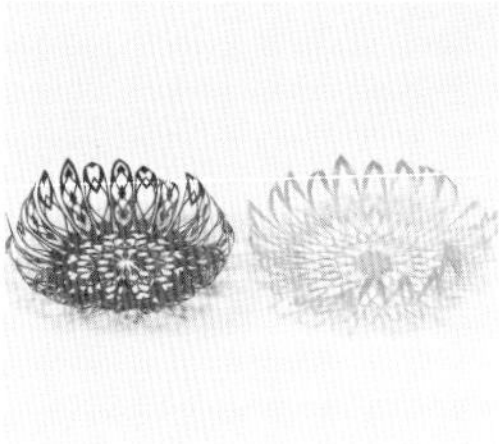

AとBをまるくカーブさせてクセづける。

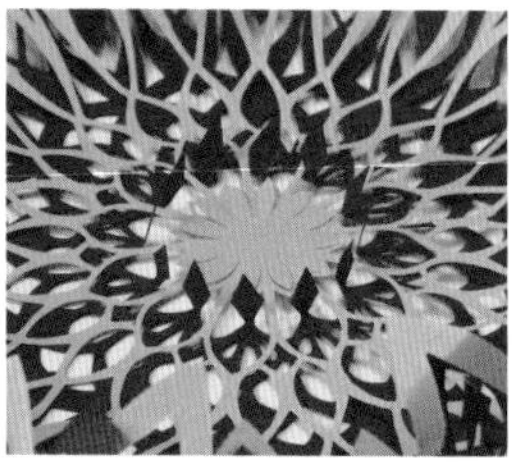

Bの中央のパーツを折って立ちあげる。Aの中央からBの折ったパーツが出るように２枚を重ねる。

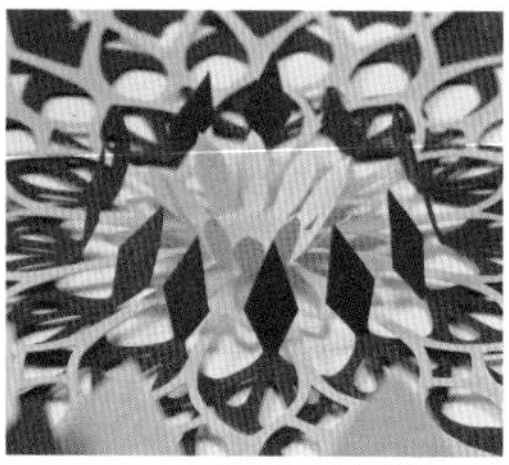

Aの中央のパーツを折って立ちあげる。

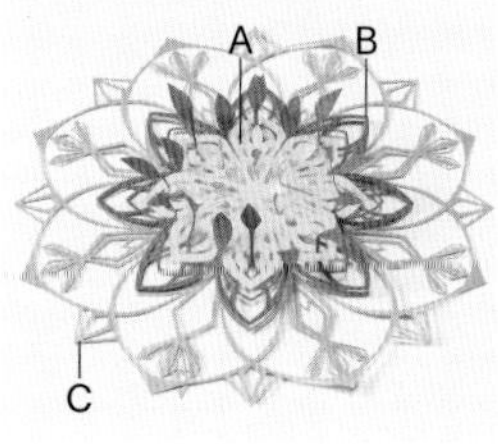

水の音 ★

P30～31　図案 P60～61
約縦15×横15×高さ2cm

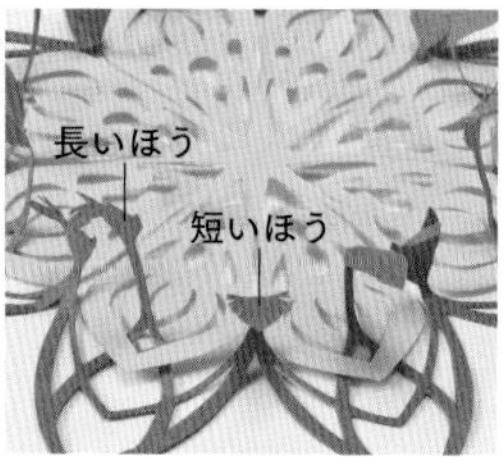

Bの葉のパーツは、長いほうをAのパーツの中央から出す。すべての葉のパーツを折って立ちあげる。

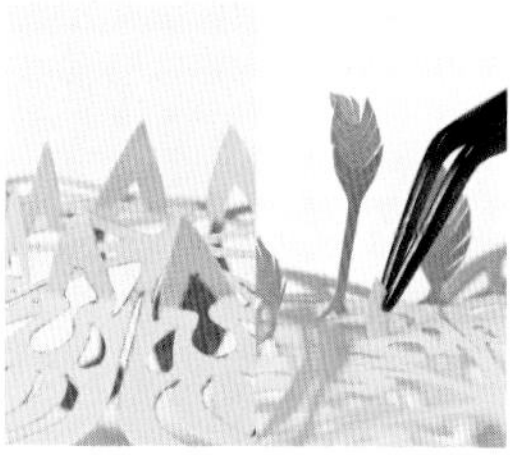

裏返してAの中央のパーツを折って立ちあげる。表に返してAの端のパーツの中央を折って立ちあげる。

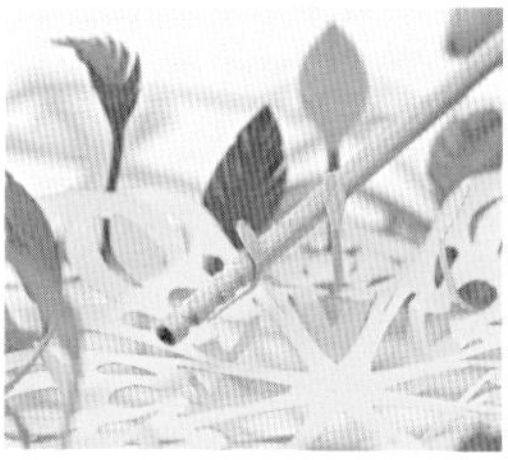

Cの中央のパーツをAの中央から出しながら重ね、まるくカーブさせてクセをつける。

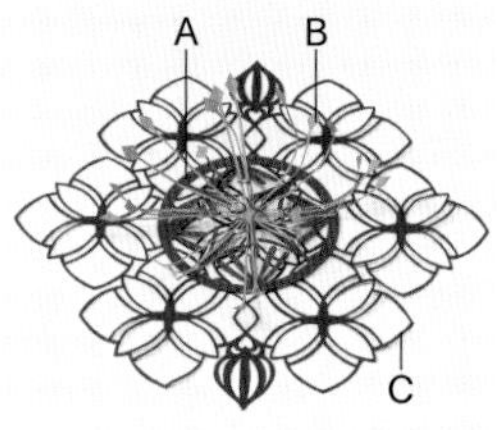

時雨 ★

P16　図案 P62～63
約縦17×横17×高さ3cm

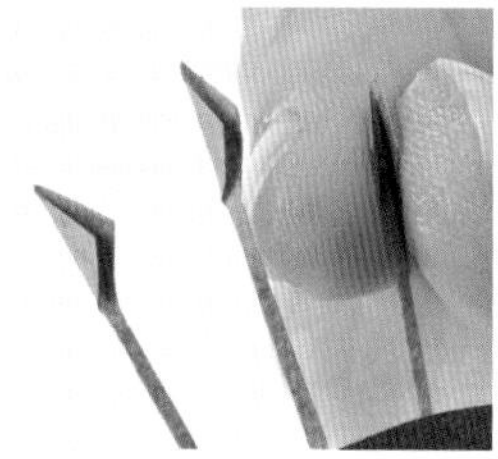

Bの先端を折る。

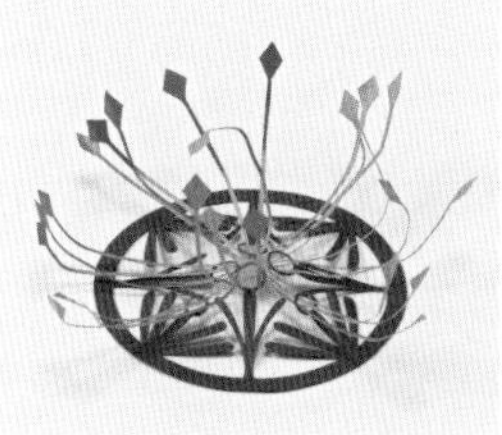

Bを３本ずつAの中心の輪から出し、まるくカーブさせてクセをつける。Bの折った先は開いて形を整える。

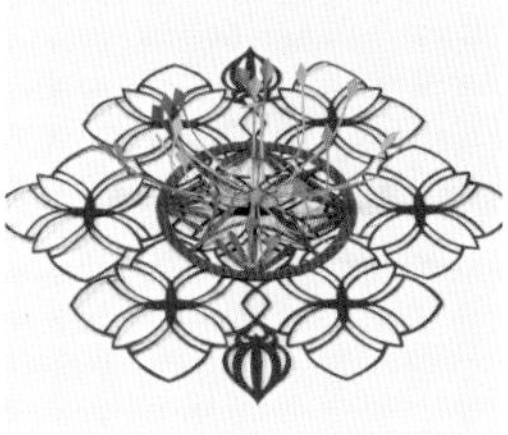

AとBの裏側に接着剤を適宜塗り、Cに接着する。

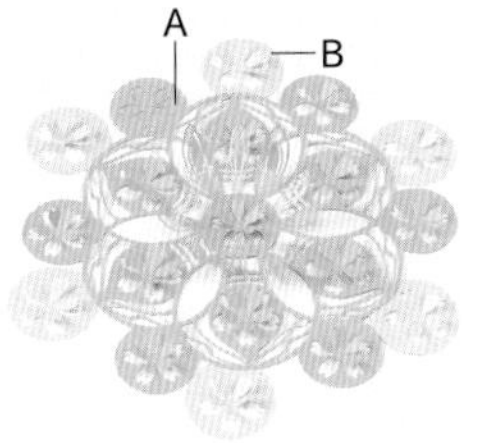

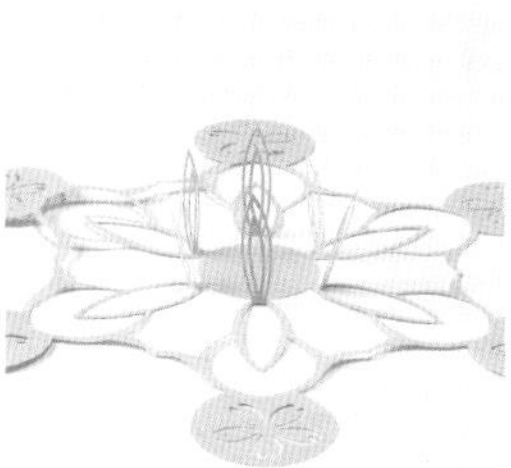

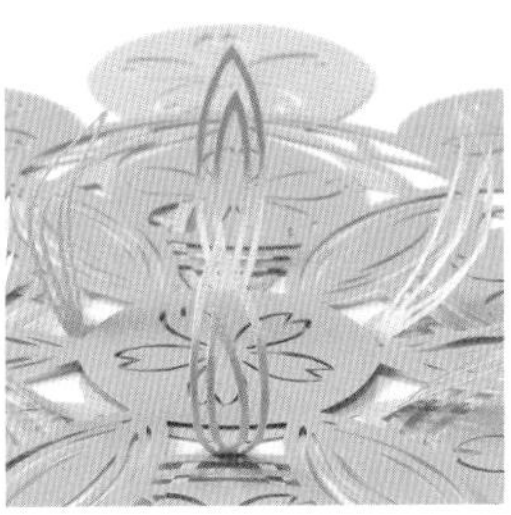

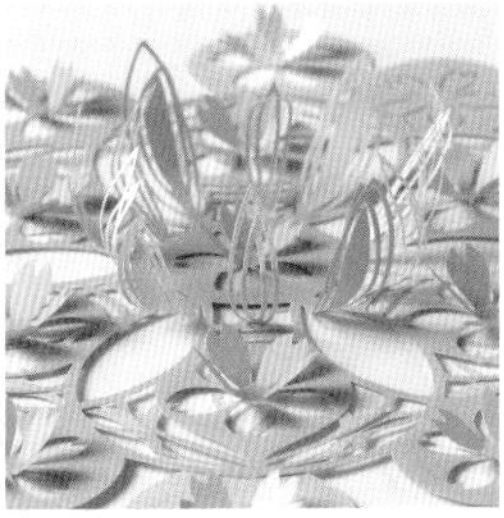

吉野 ★

P17　図案 P64〜65
約縦17×横17×高さ1.5cm

Bの中央のパーツを折って立ちあげる。

Bの折ったパーツがAの中央から出るようにしながらAを重ねる。Bの折ったパーツをまるくカーブさせてクセをつける。

Aの中央と、AとBの花びらのパーツを折って立ちあげる。

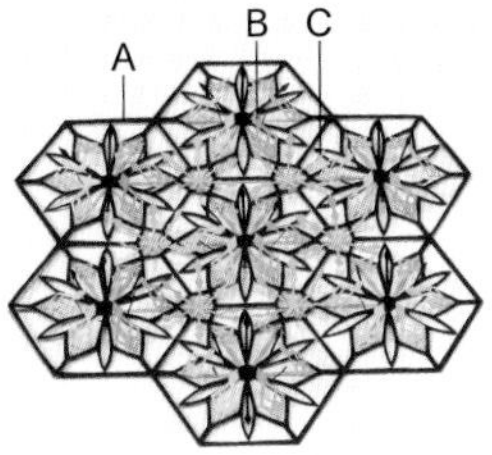

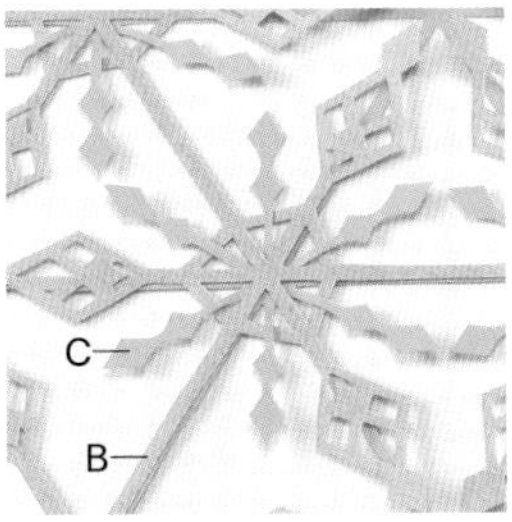

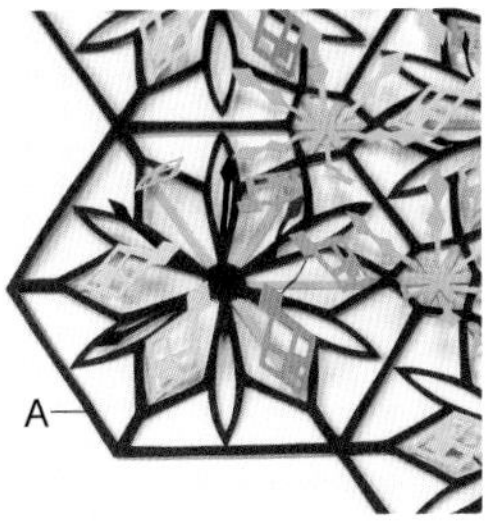

六花 ★

P44〜45　図案 P66〜68
約縦16×横16×高さ1cm

CにBを重ね、Cのパーツをそれぞれ折って立ちあげ、Bの六角形のあいだから出す。

Aのパーツを上から重ね、AとBのパーツを折って立ちあげる。

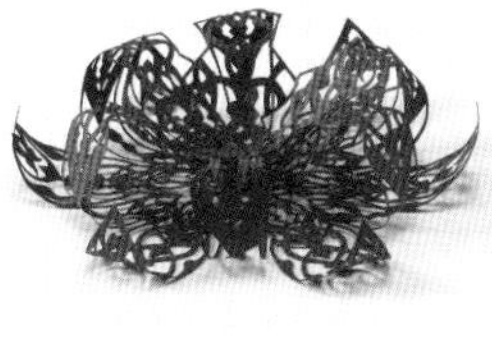

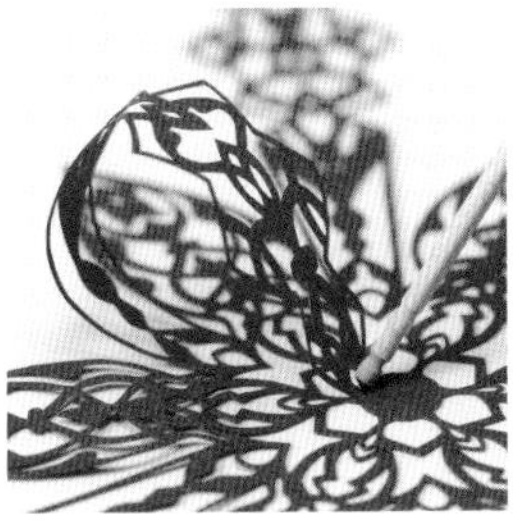

天上の花 ★

P12〜13　図案 P69
約縦9×横9×高さ2cm

長いほうのパーツを1つずつ中央に向けてふんわりとまげ、先に接着剤を適宜塗って中央に接着する。

短いほうのパーツをすべてまるくカーブさせてクセをつける。

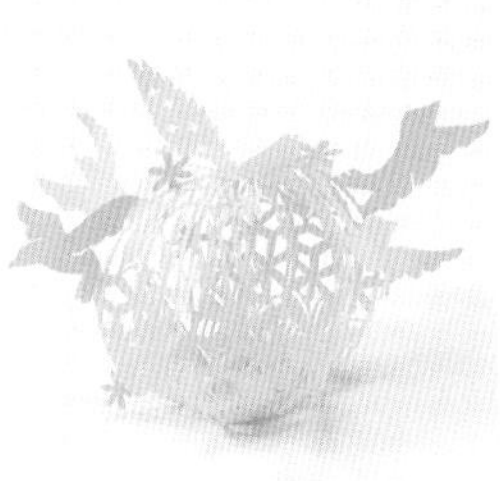

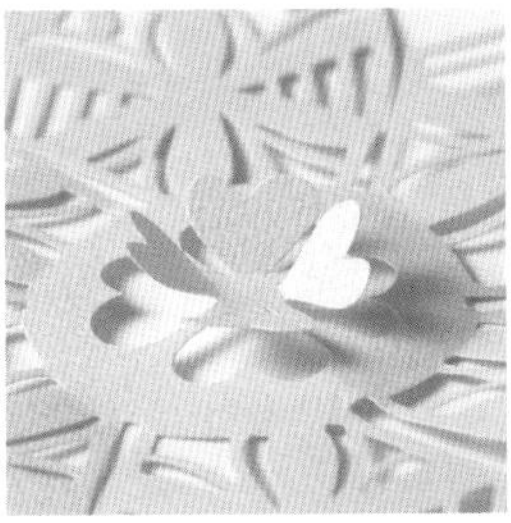

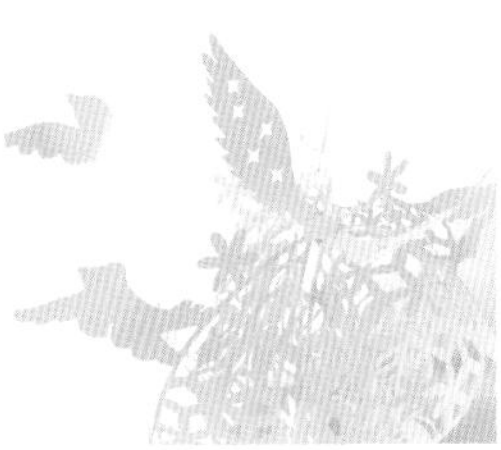

翼 ★★

P32　図案 P70
約縦15×横15×高さ8.5cm

中央のパーツを折って立ちあげる。

それぞれの端のひし形部分の表側に接着剤を塗り、中央で重ねて貼りあわせ、球体にする。

頂点の羽と側面の鳥のパーツをまるくカーブさせてクセをつける。

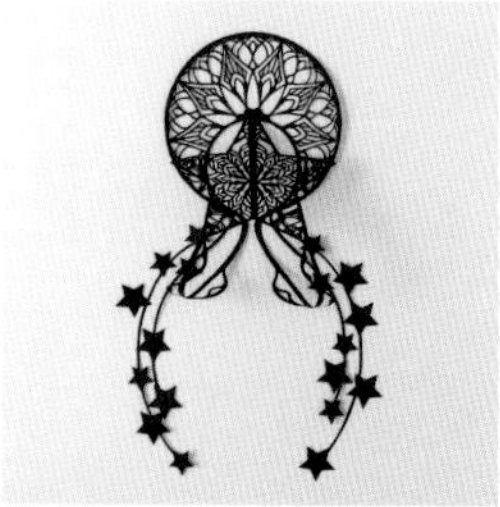

北極星 ★★

P24　図案 P71
約縦20×横12×奥行4cm

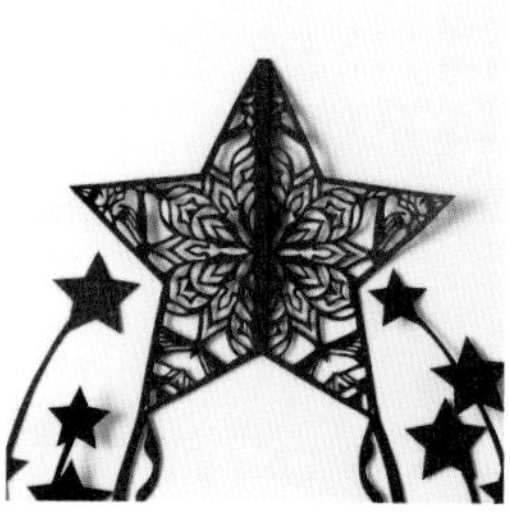

星部分の中央に接着剤を塗り、貼りあわせる。

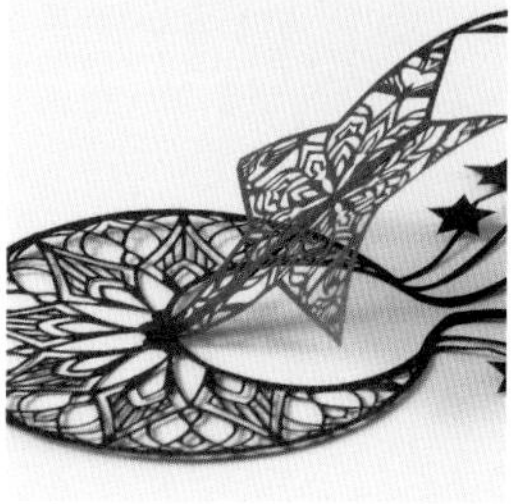

星の頂点の裏側に接着剤を塗り、ふんわりまげて、円形パーツの下部に接着する。

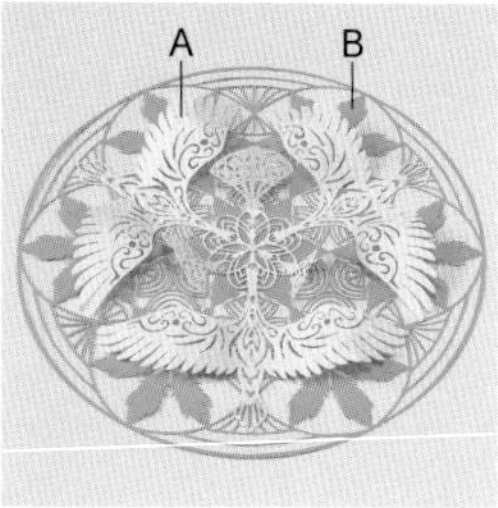

飛翔 ★★

P25〜27　図案 P72〜73
約縦18×横18×高さ1.5cm

Aの鶴の羽をまるくカーブさせてクセをつけ、扇を折って立ちあげる。

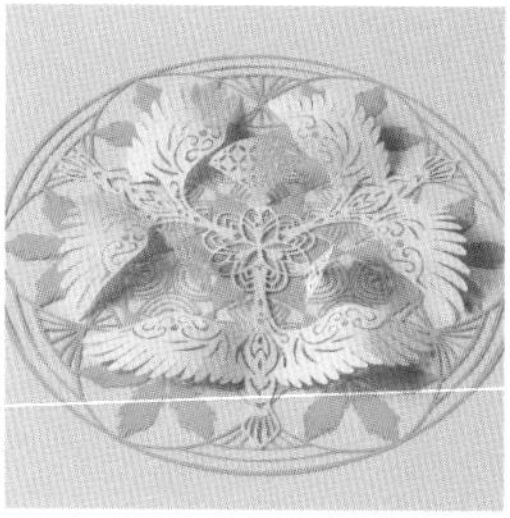

Aの裏側に接着剤を適宜塗り、Bに接着する。

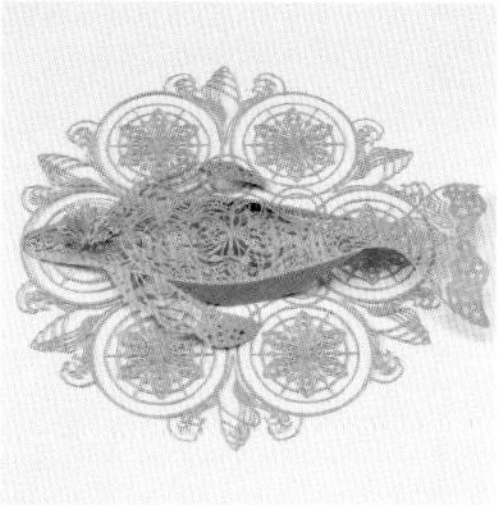

海潮 ★★

P34〜36　図案 P74〜75
約縦19×横19×高さ1.5cm

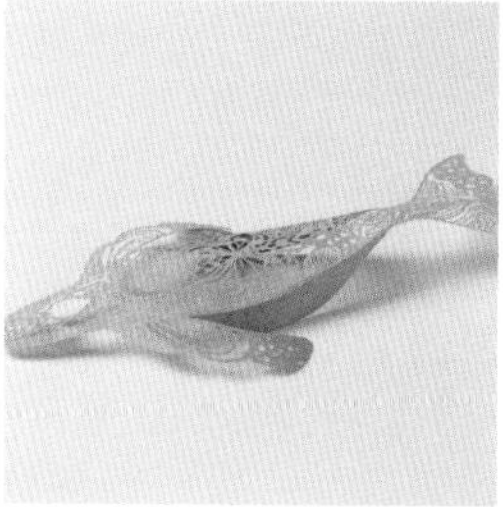

Aのくじらのパーツの側面を折る。それぞれのひれをまるくカーブさせてクセをつける。

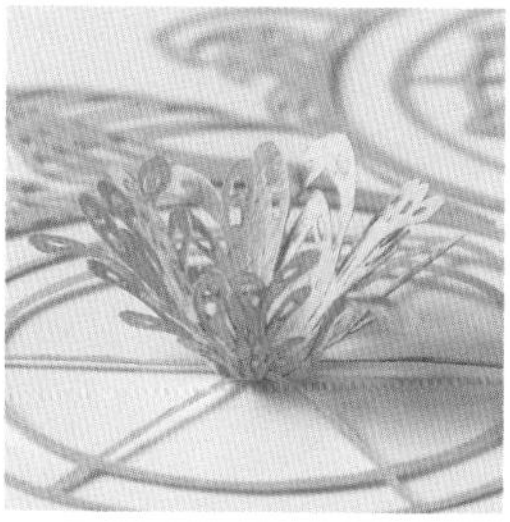

Bの水しぶきのパーツを折って立ちあげる。

Bの水しぶきのパーツをくじらのパーツの頭の部分から出す。

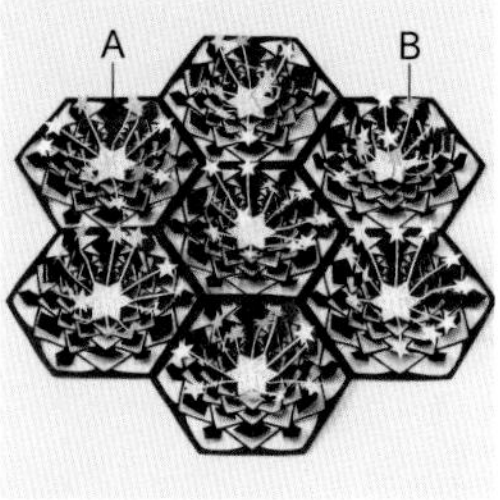

星巡り ★★

P42　図案 P76〜77
約縦20×横20×高さ1.5cm

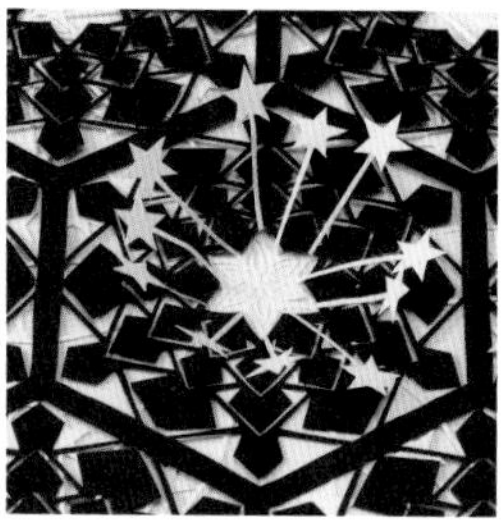

BにAを重ね、Bの星のパーツをすべてAのパーツの中央から出し、折って立ちあげる。

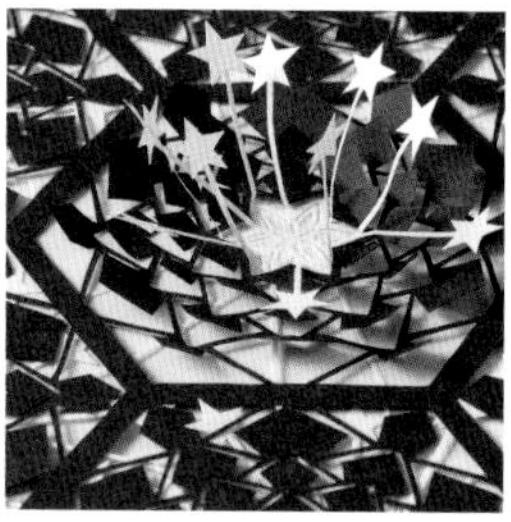

Aのパーツをひとつひとつ折って立ちあげる。

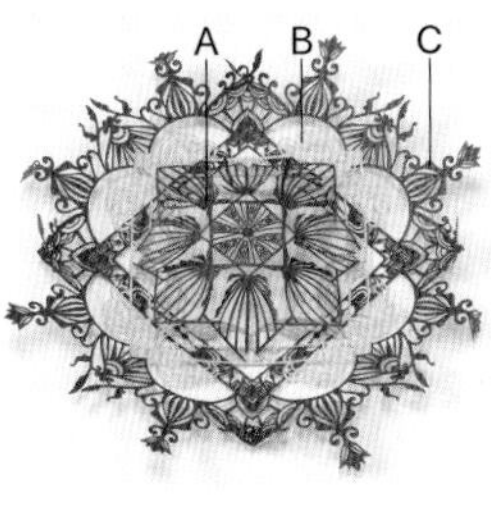

フレア ★★

P22～23　図案 P78～79
約縦16×横16×高さ2cm

Cの端のパーツをすべてクロスさせて引っかける。

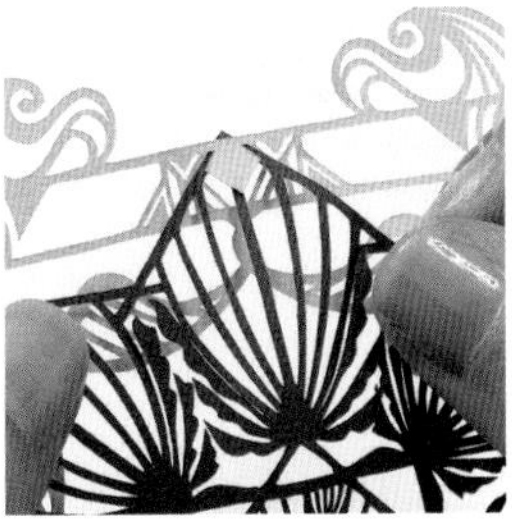

Bの側面にあるひし形パーツにAのパーツの端をすべてくぐらせる。裏側に接着剤を塗って接着する。

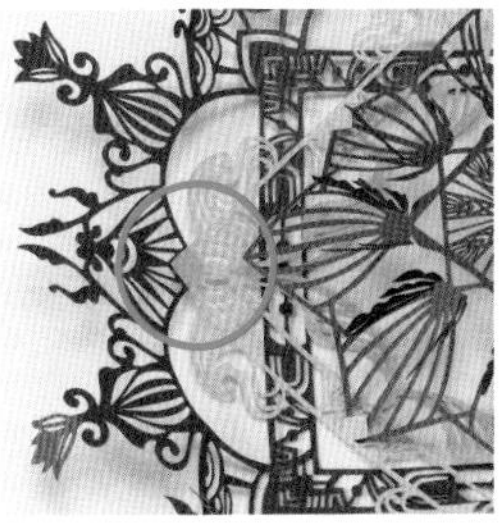

Aの中央のパーツを折って立ちあげる。Bのすべての角に接着剤を塗ってCに接着する。

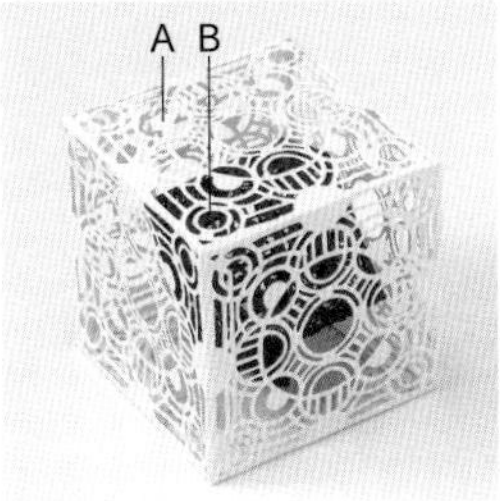

七宝 ★★

P33　図案 P80～81
約縦6×横6×高さ6cm

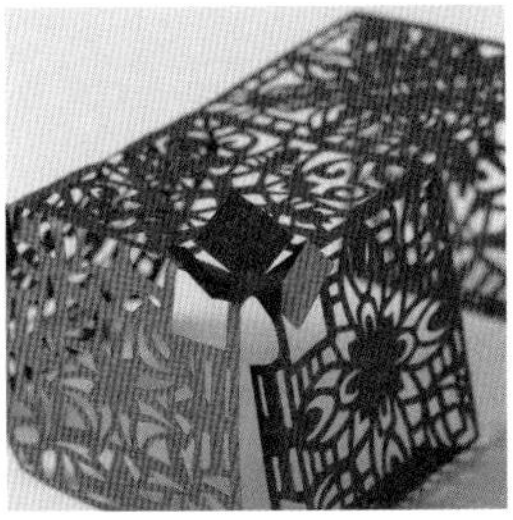

Bのそれぞれの辺とのりしろを折る。3つの面の角にある四角形を折って立ちあげる。

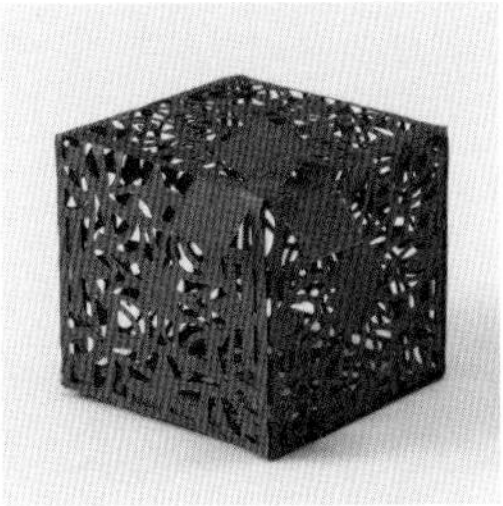

のりしろに接着剤を塗り、各辺を貼りあわせて立方体にする。

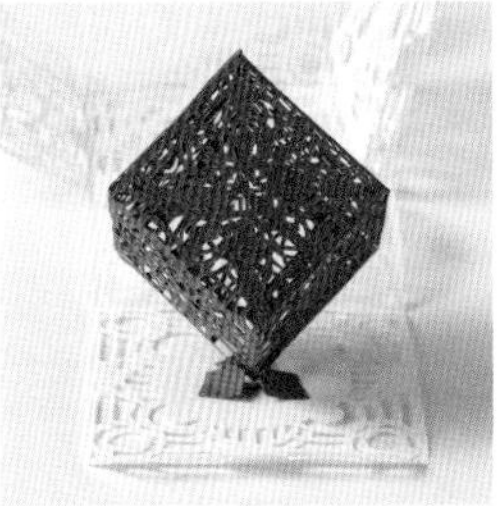

Aのそれぞれの辺とのりしろを折る。Bの折ったパーツに接着剤を塗り、Aの、中央に切る部分がない面に貼る。

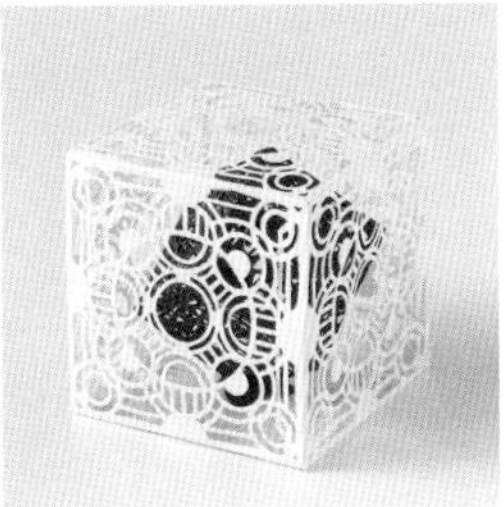

Aののりしろに接着剤を塗り、各辺を貼りあわせる。

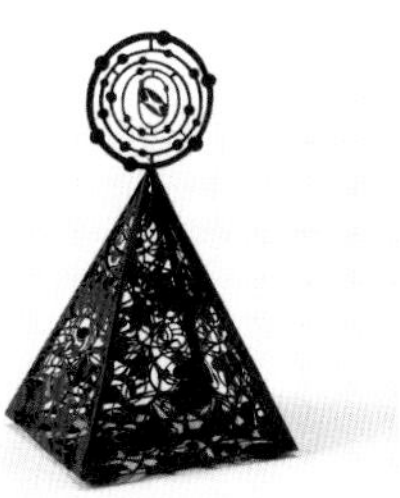

明星 ★★

P21　図案 P82
約縦7×横7×高さ11cm

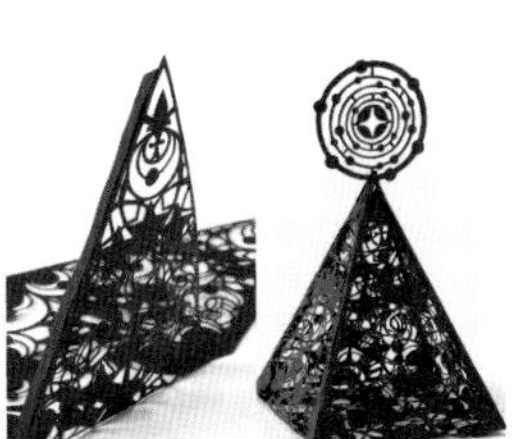

それぞれの辺とのりしろを折る。のりしろに接着剤を塗り、各辺を貼りあわせる。

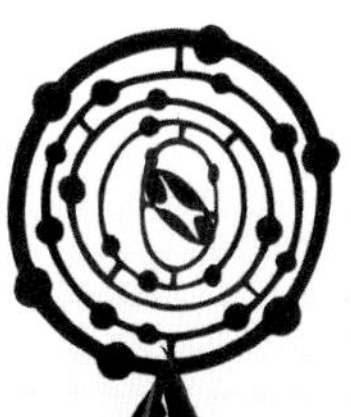

上部の円形パーツにそれぞれ角度をつける。

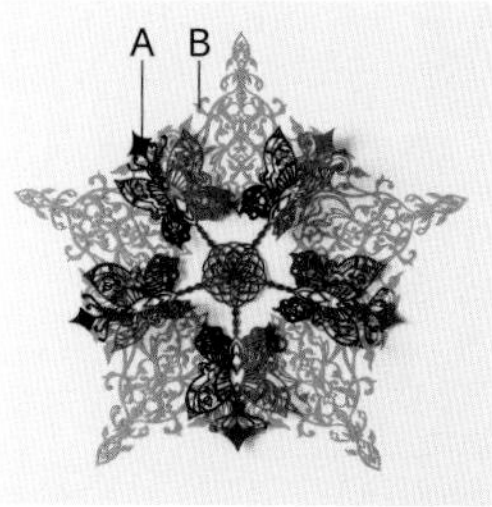

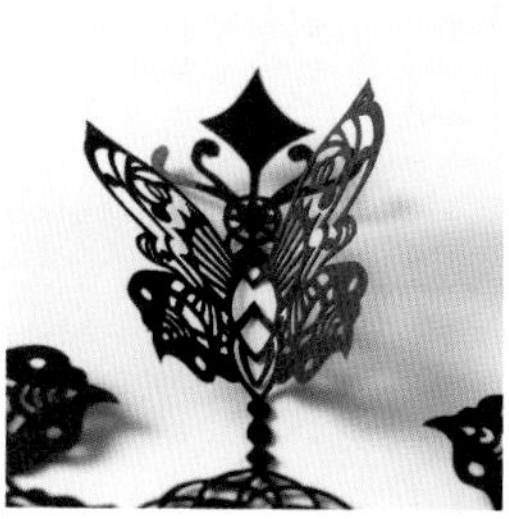

胡蝶 ★★★

P40～41　図案 P86～87
約縦16×横16×高さ1㎝

Aの蝶のパーツを折って立ちあげる。羽をふんわりまげる。Aの裏側に接着剤を適宜塗り、Bに接着する。

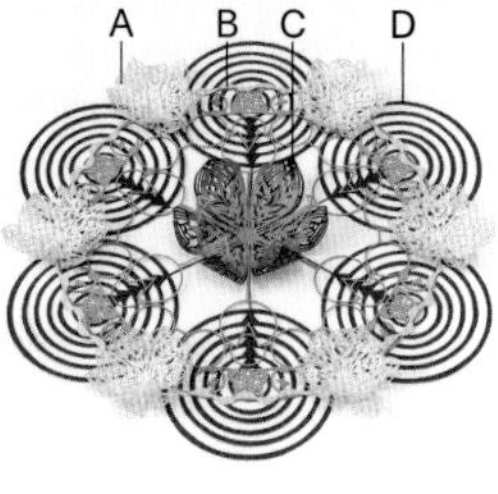

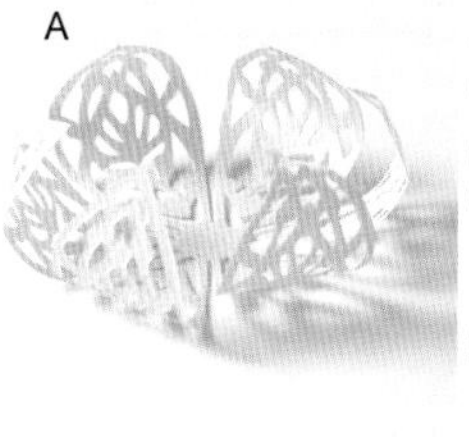

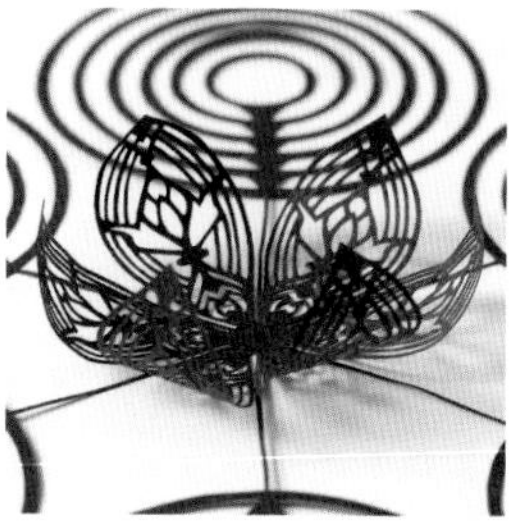

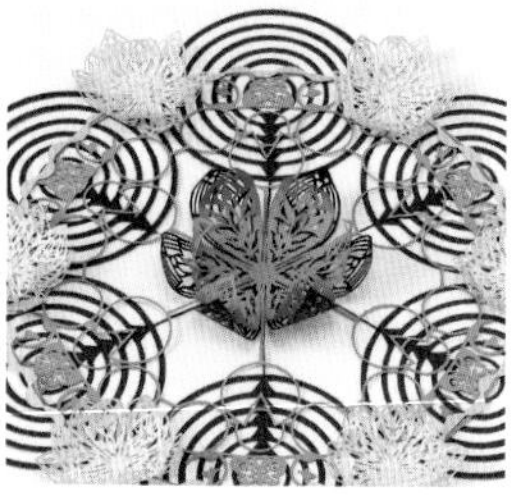

蓮華 ★★★

P18～20　図案 P88～91
約縦20×横20×高さ1㎝

A６個とDの花のパーツをまるくカーブさせてクセづける。

BとCの花のパーツをまるくカーブさせてクセづける。D→C→Bの順に重ね、それぞれの裏側に接着剤を適宜塗って接着する。Aの裏側に接着剤を適宜塗り、Bの花のパーツに接着する。

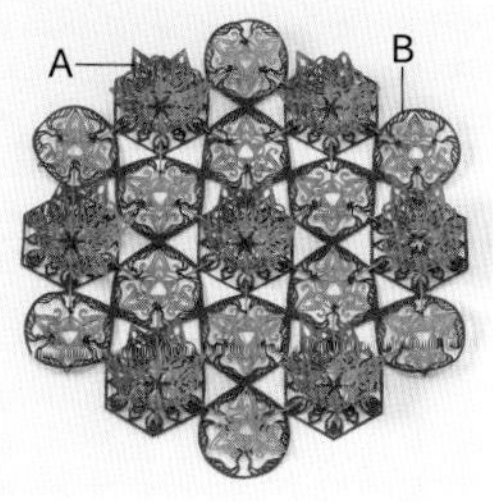

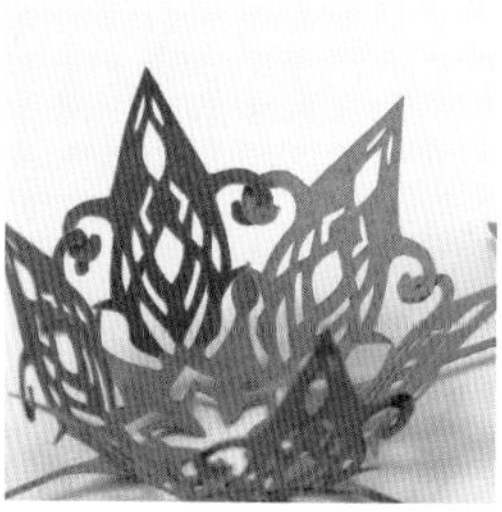

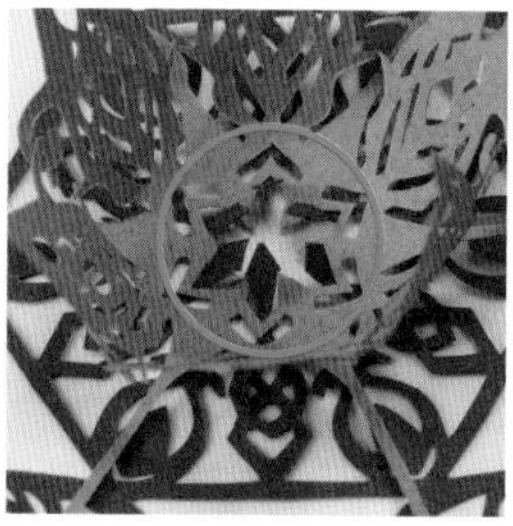

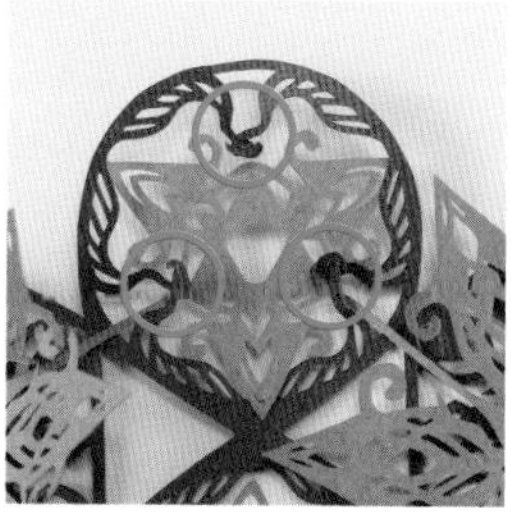

火天 ★★★

P37～39　図案 P92～93
約縦16×横16×高さ1㎝

Aのパーツをクロスさせて引っかける。Bに重ねる。

Bの中央のパーツを折って立ちあげる。

Bのパーツを持ちあげるようにして先端をクロスさせて引っかける。

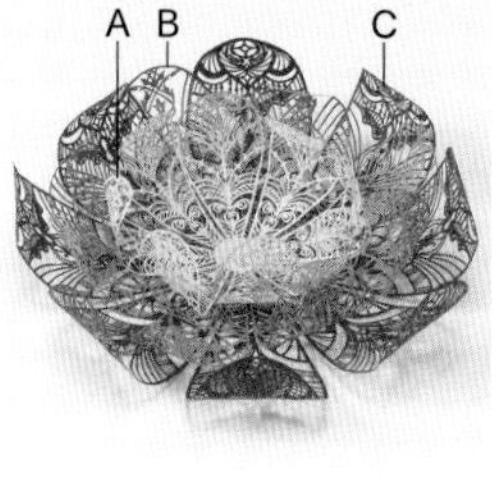

すべてのパーツをまるくカーブさせてクセをつける。AとBの裏側の中央に接着剤を塗り、花びらを少しずつずらしながらC→B→Aの順に重ね、中央を接着する。

燈明 ★★★

P46～47　図案 P83～85
約縦15×横15×高さ3㎝

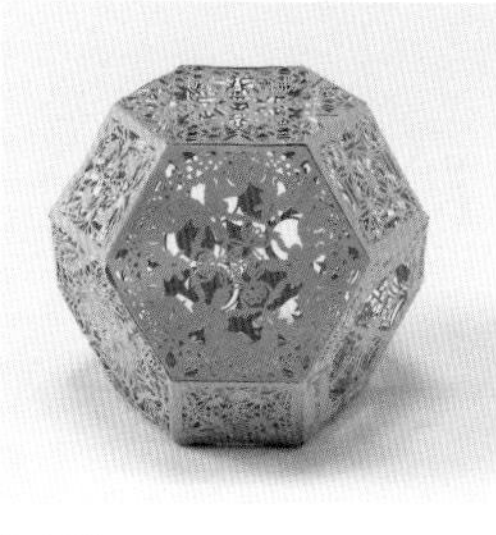

各辺とのりしろを折って接着剤を塗り、各辺を貼りあわせる。

四季 ★★★

P28～29　図案／P94～95
約縦11×横11×高さ8.5㎝

図案集

細かい部分が切りにくい場合やアレンジしたい場合は、
拡大・縮小コピーして使用してもよいでしょう。

*P70、80、82～85、88～91、94～95はA4に拡大したサイズが実寸です。そのほかのページの図案は実寸で掲載しています。
*本書ではP83～85、88～91の図案にはタント紙100kg、そのほかのページの図案にはタント紙70kgをつかっていますが、好みにあわせて選んでください。
*★は切り絵の難易度です。★から★★★まで★の数が増えるほど難易度があがります。

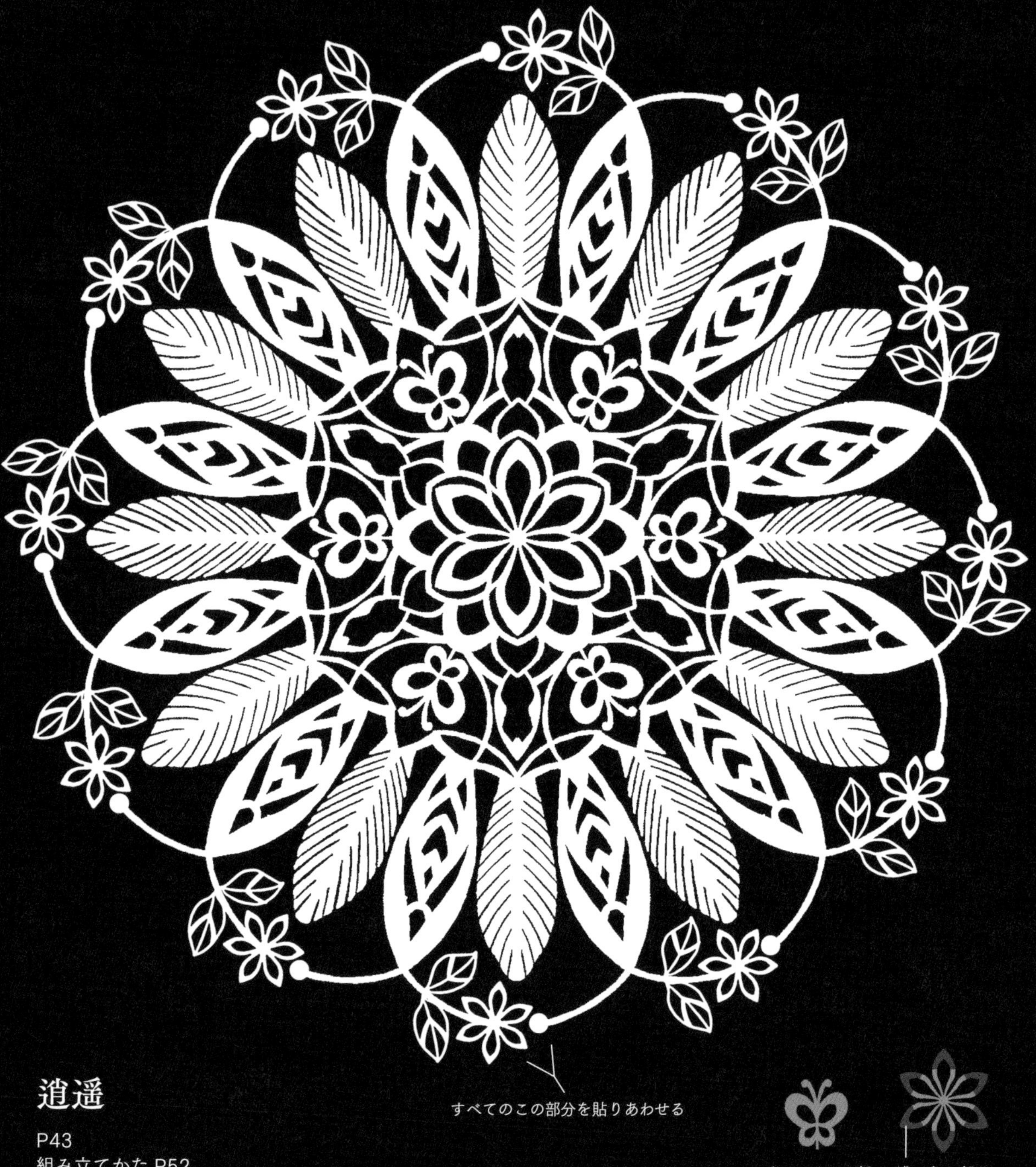

すべてのこの部分を貼りあわせる

逍遥

P43
組み立てかた P52
★

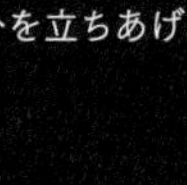

すべてのこの部分を立ちあげる

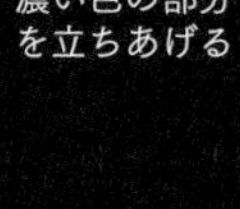

濃い色の部分を立ちあげる

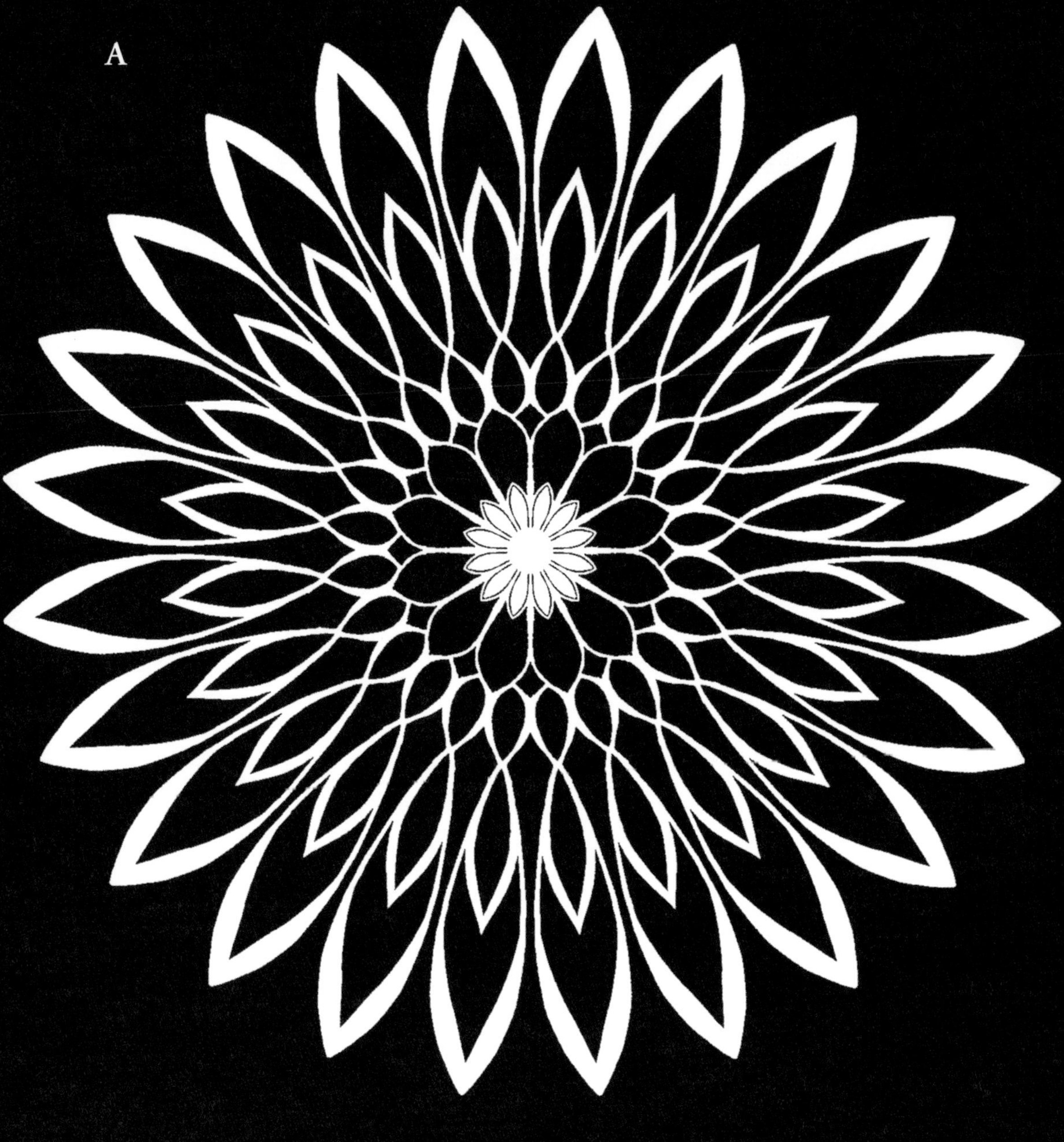

日輪

P14〜15
組み立てかた P52
★

濃い色の部分
を立ちあげる

B

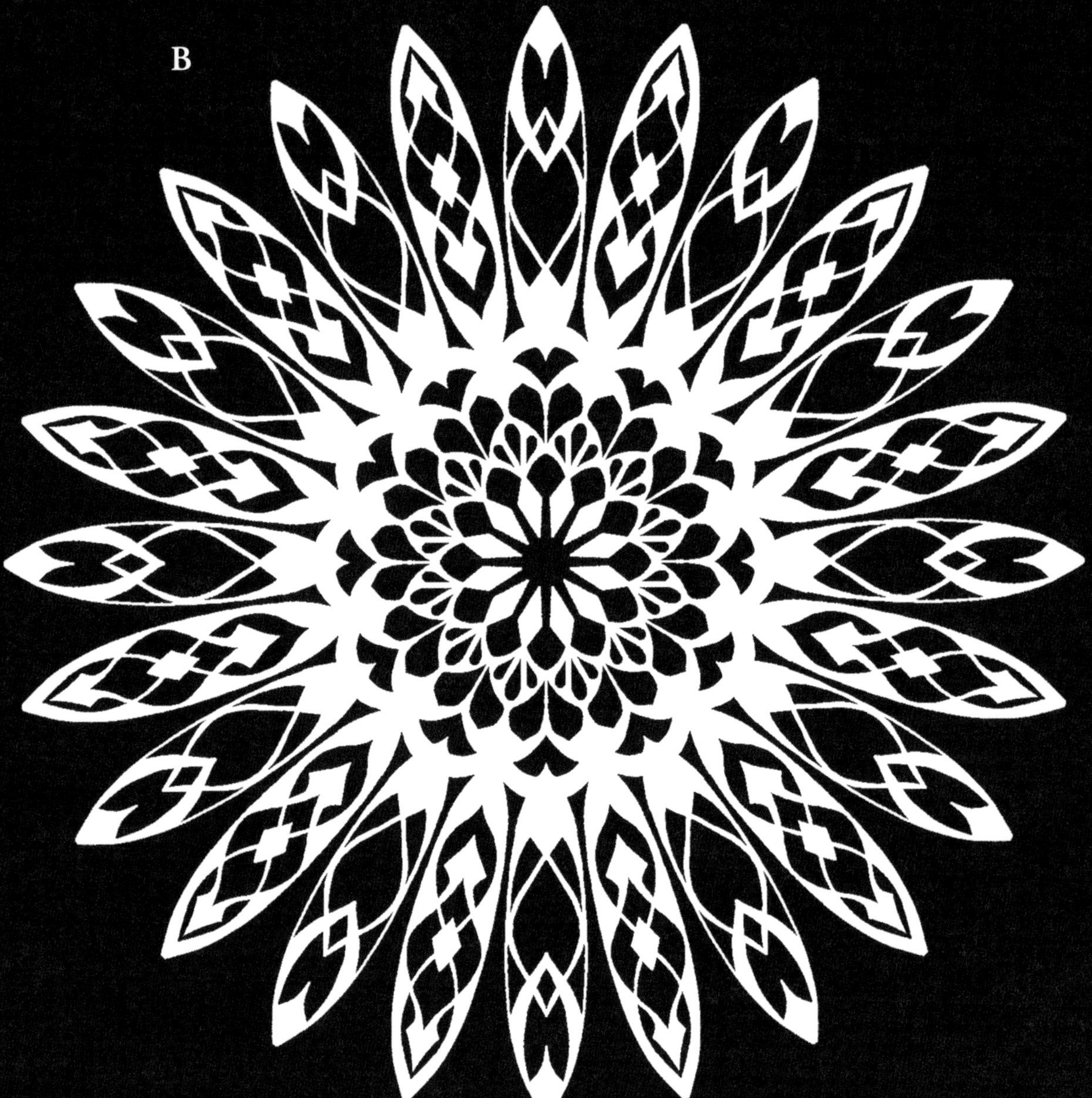

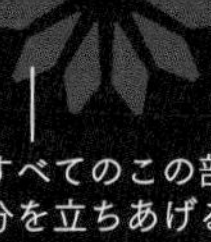

すべてのこの部
分を立ちあげる

A

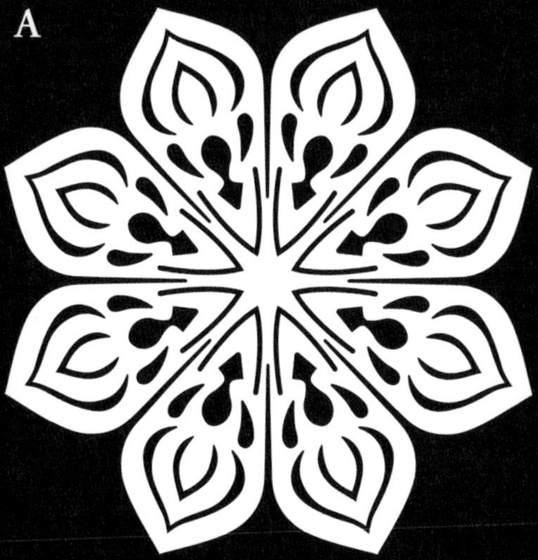

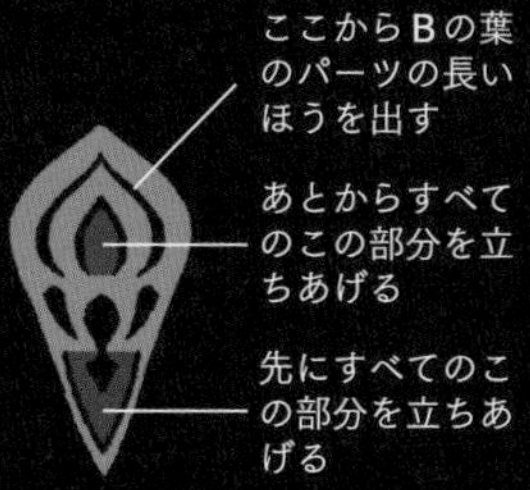

B

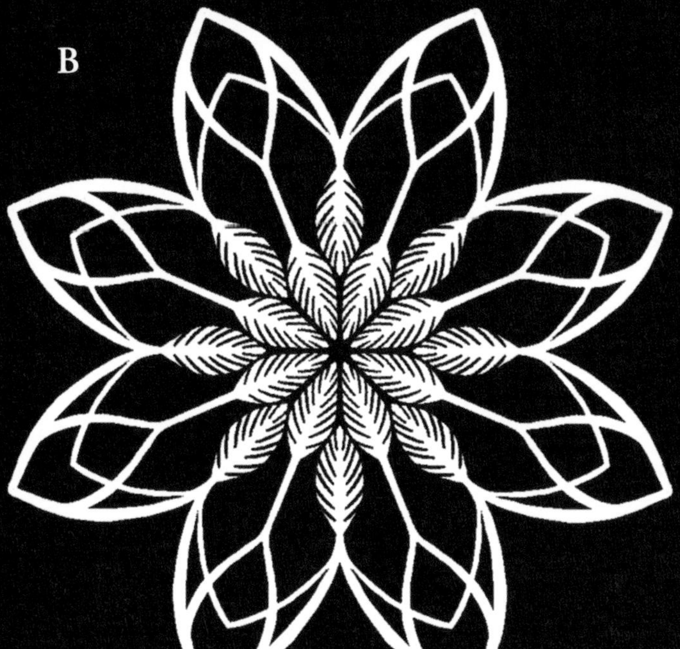

水の音

P30～31
組み立てかた P52
★

C

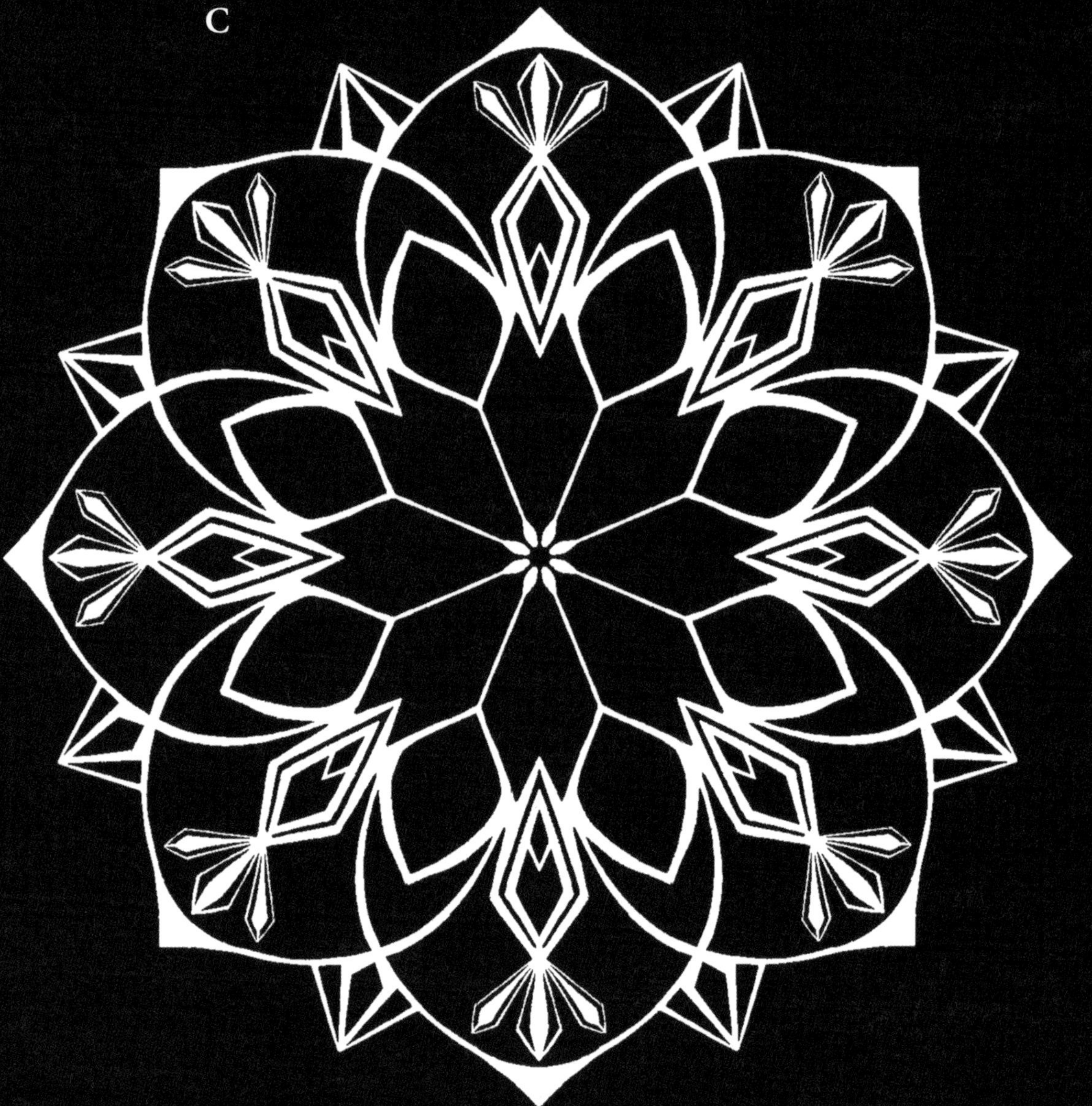

すべてのこの部分をAから出してまるくクセをつける

A

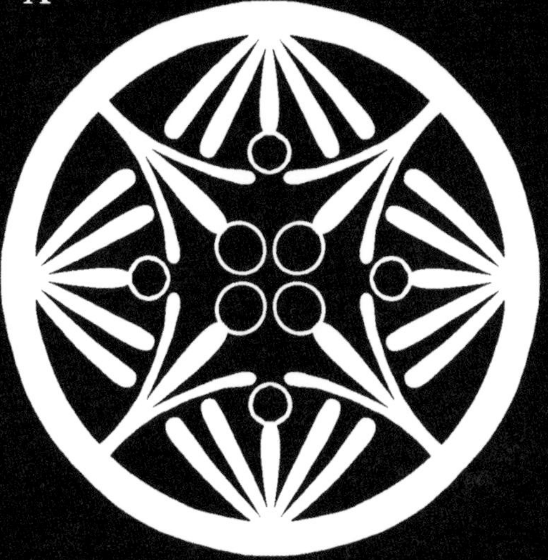

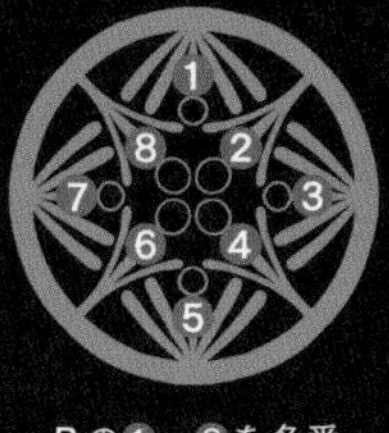

Bの❶〜❽を各番号のパーツに通す

B

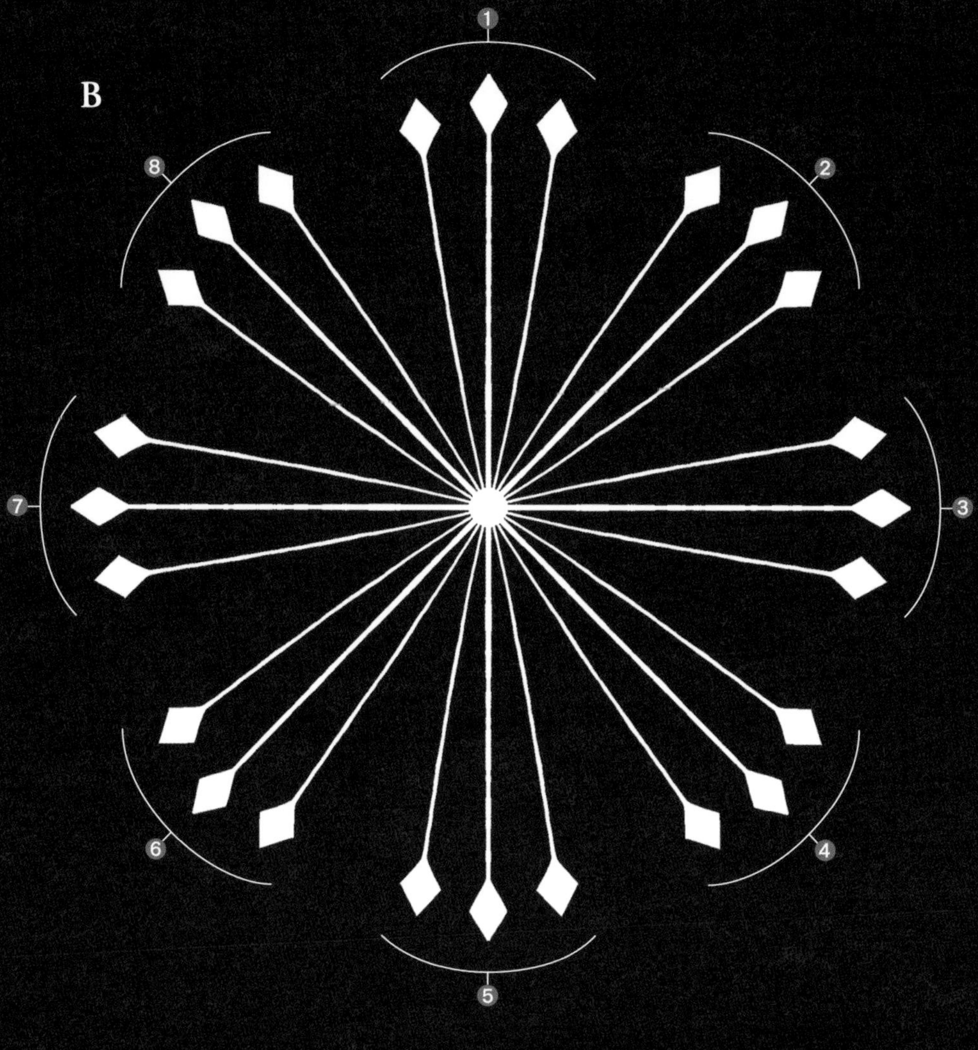

時雨

P16
組み立てかた P52
★

C

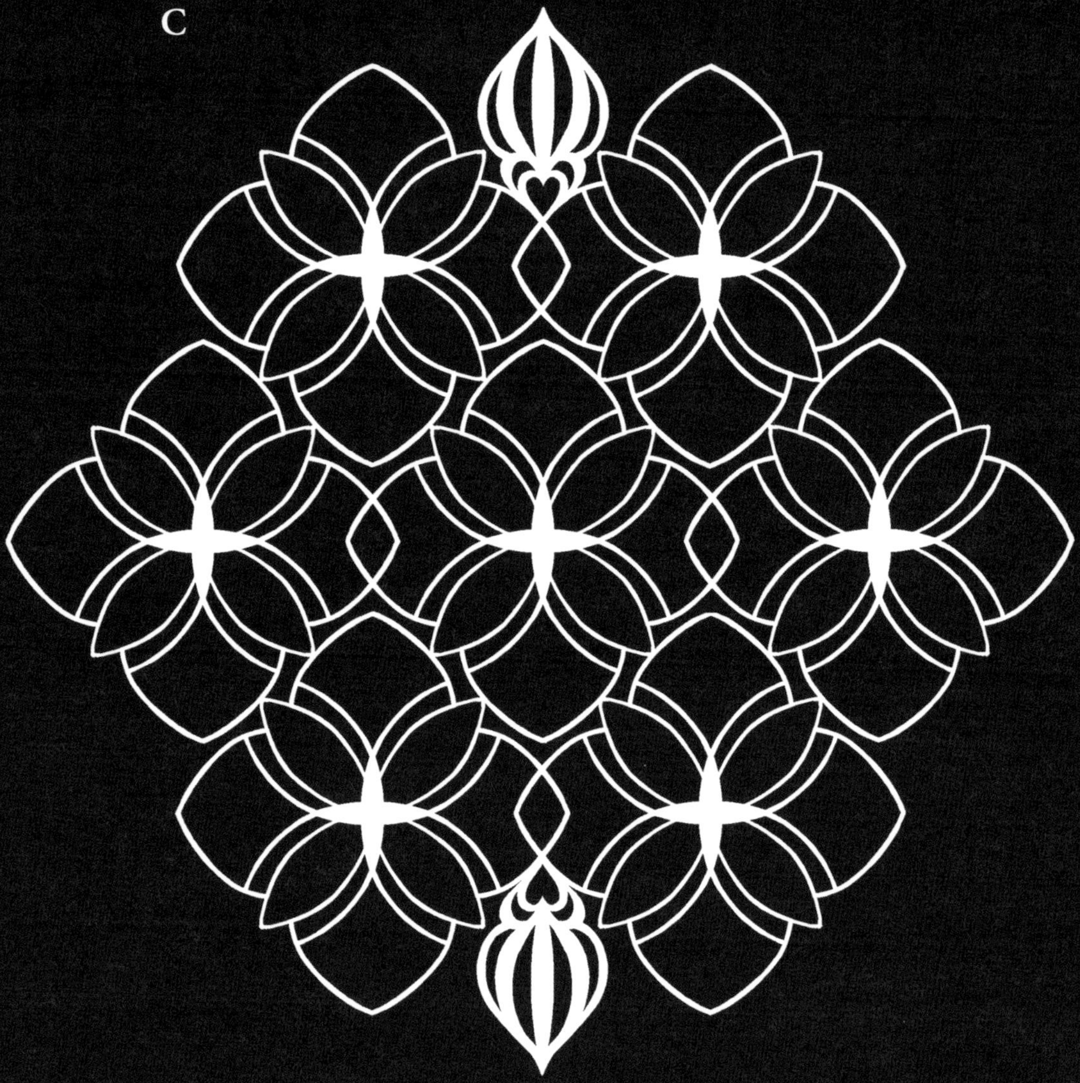

A

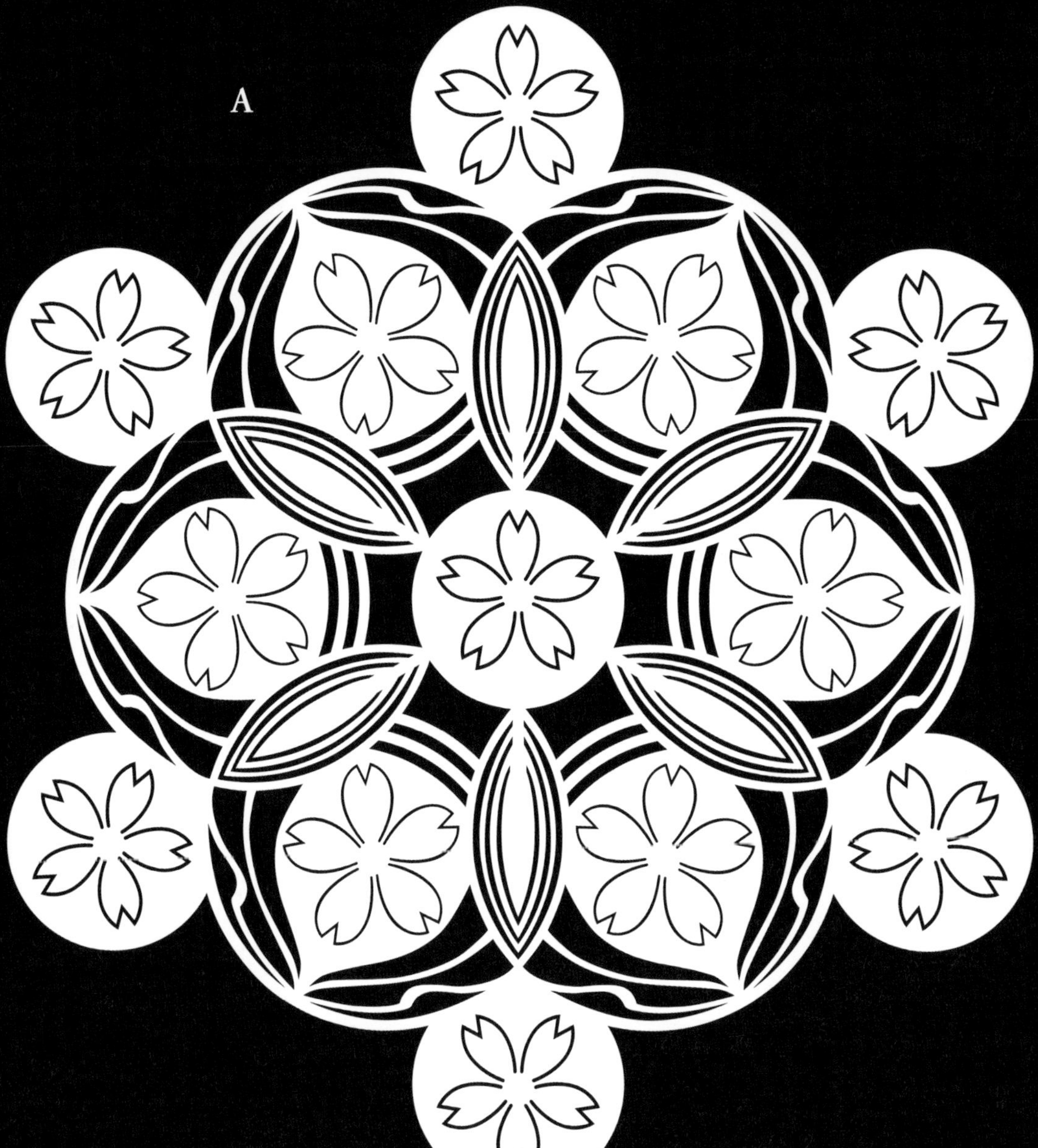

吉野

P17
組み立てかた P53
★

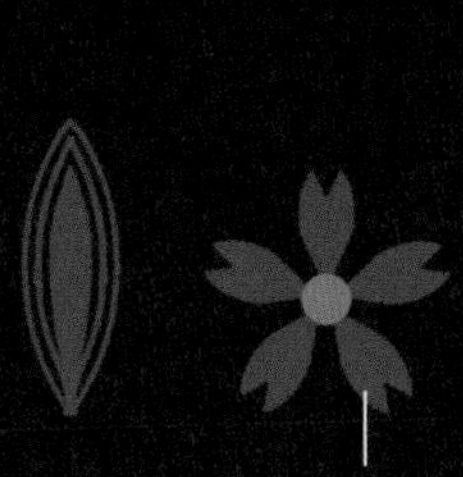

B

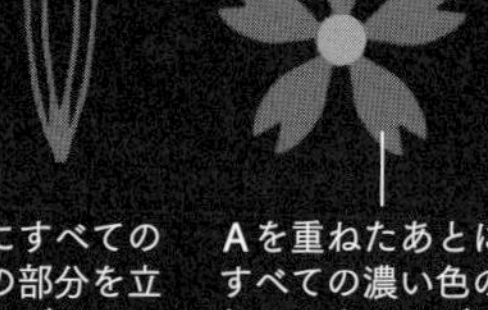

先にすべての
この部分を立
ちあげる

Aを重ねたあとに
すべての濃い色の
部分を立ちあげる

A

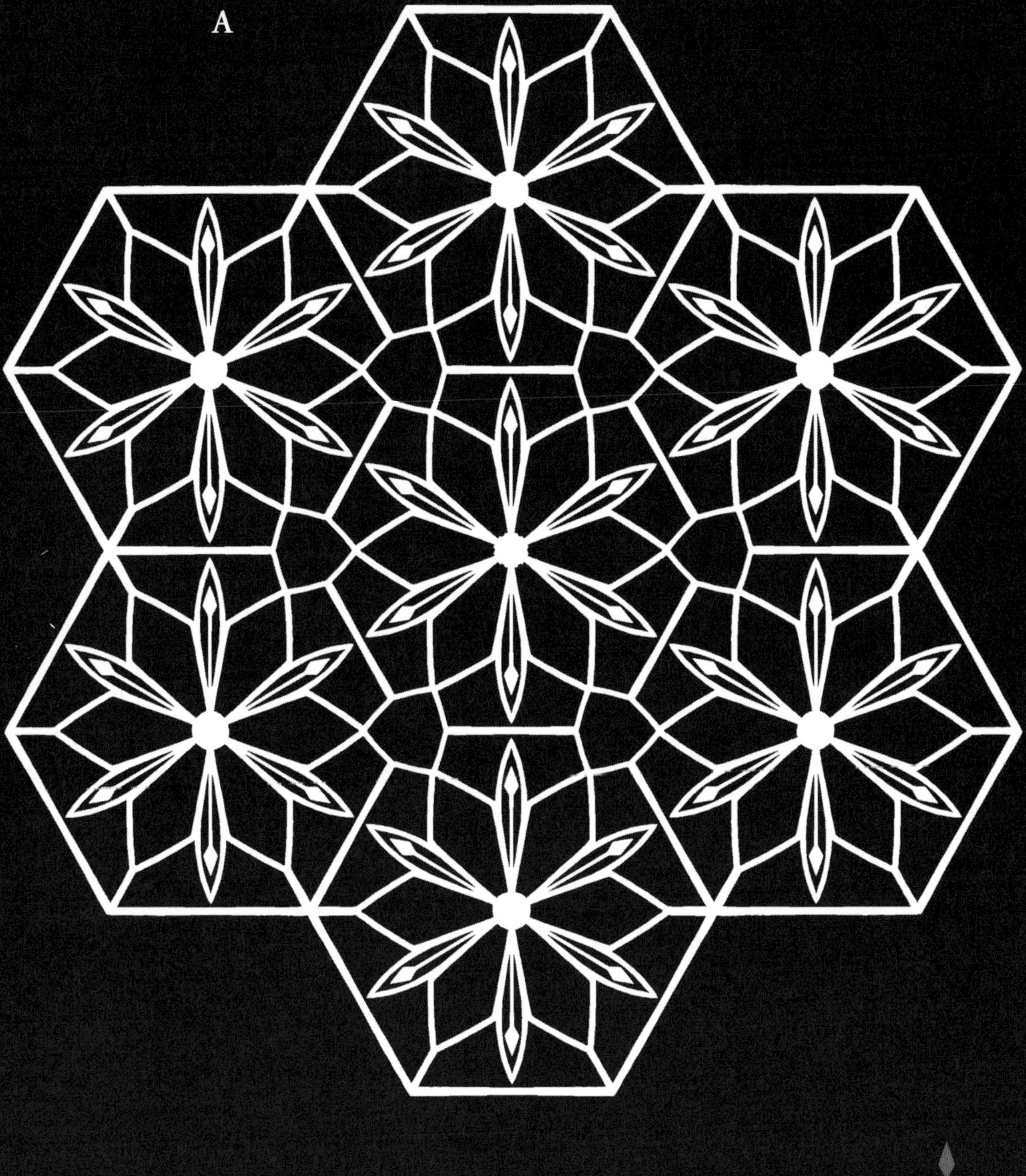

六花

P44〜45
組み立てかた P53
★

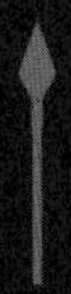

すべてのこの部分を立ちあげる

B

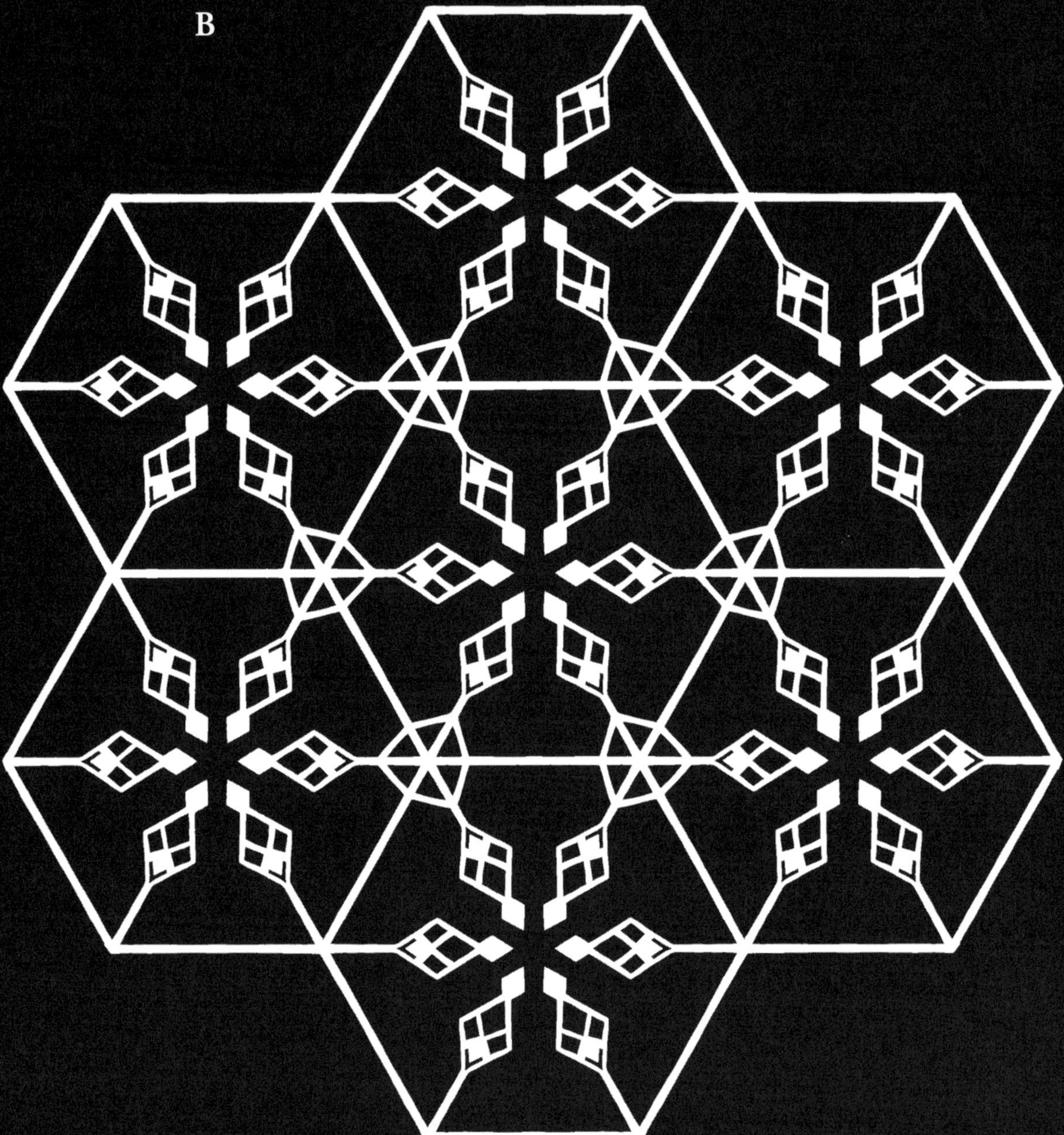

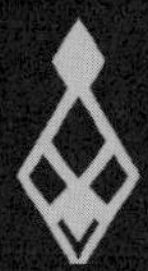

すべてのこの部分を立ちあげる

C

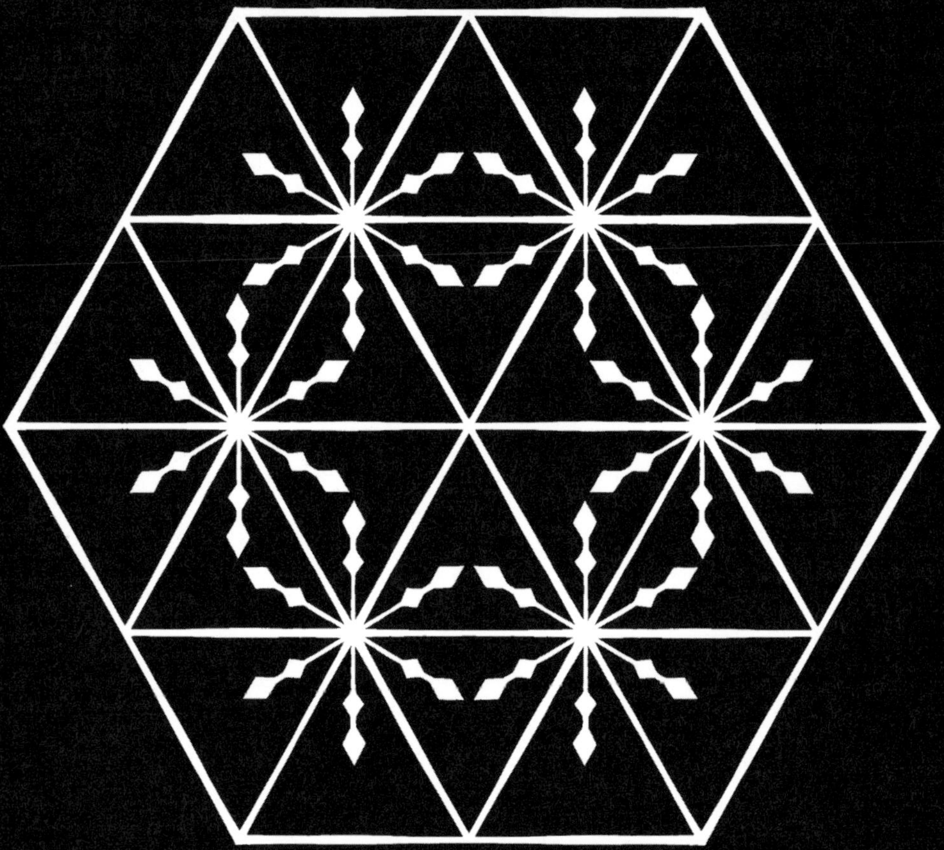

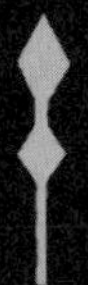

すべてのこの部分を立ちあげる

すべての長いほうのパーツをまげて中心に貼る

天上の花

P12〜13
組み立てかた P53
★

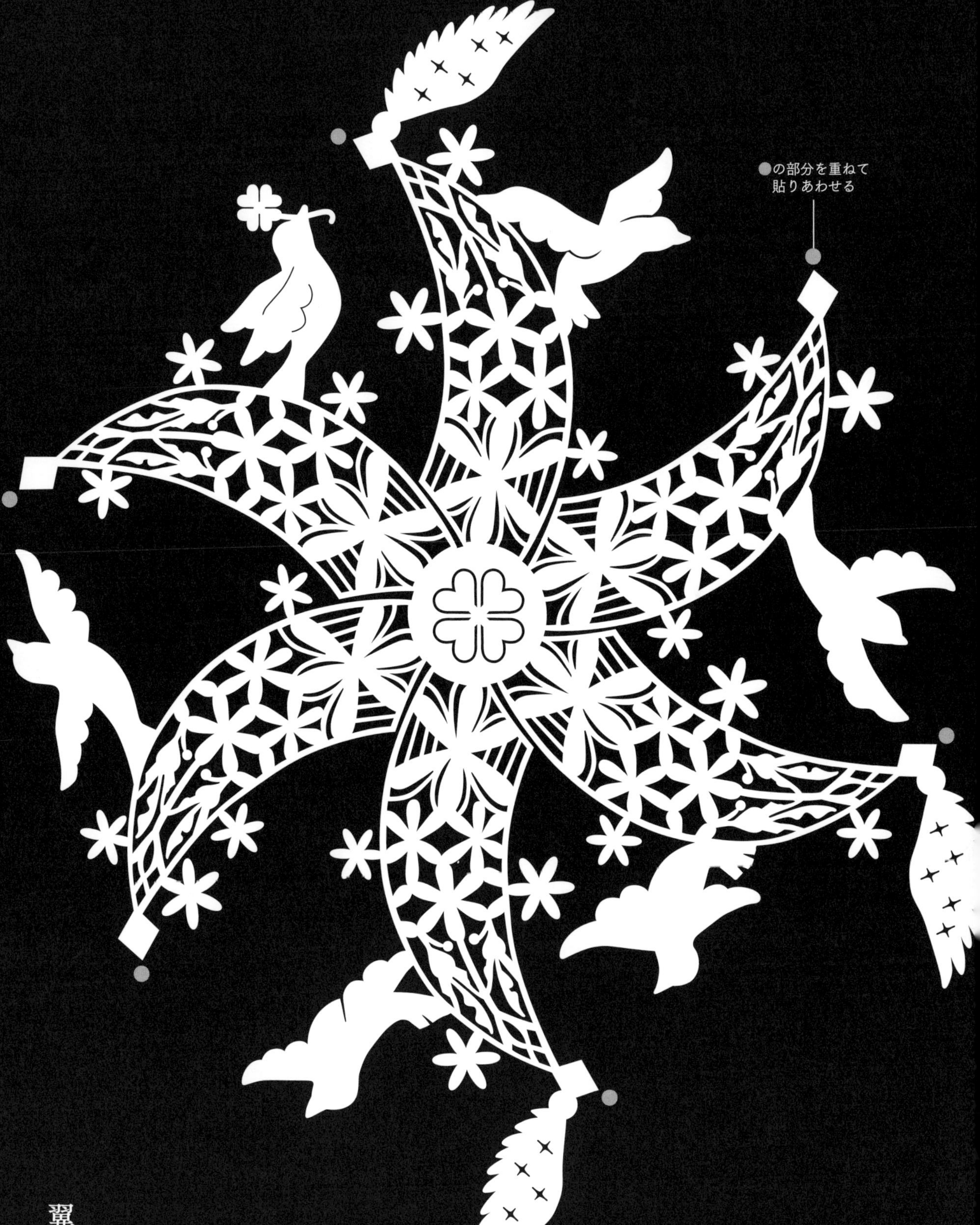

翼

P32
組み立てかた P53
★★

＊B5サイズをA4サイズに拡大して使用。

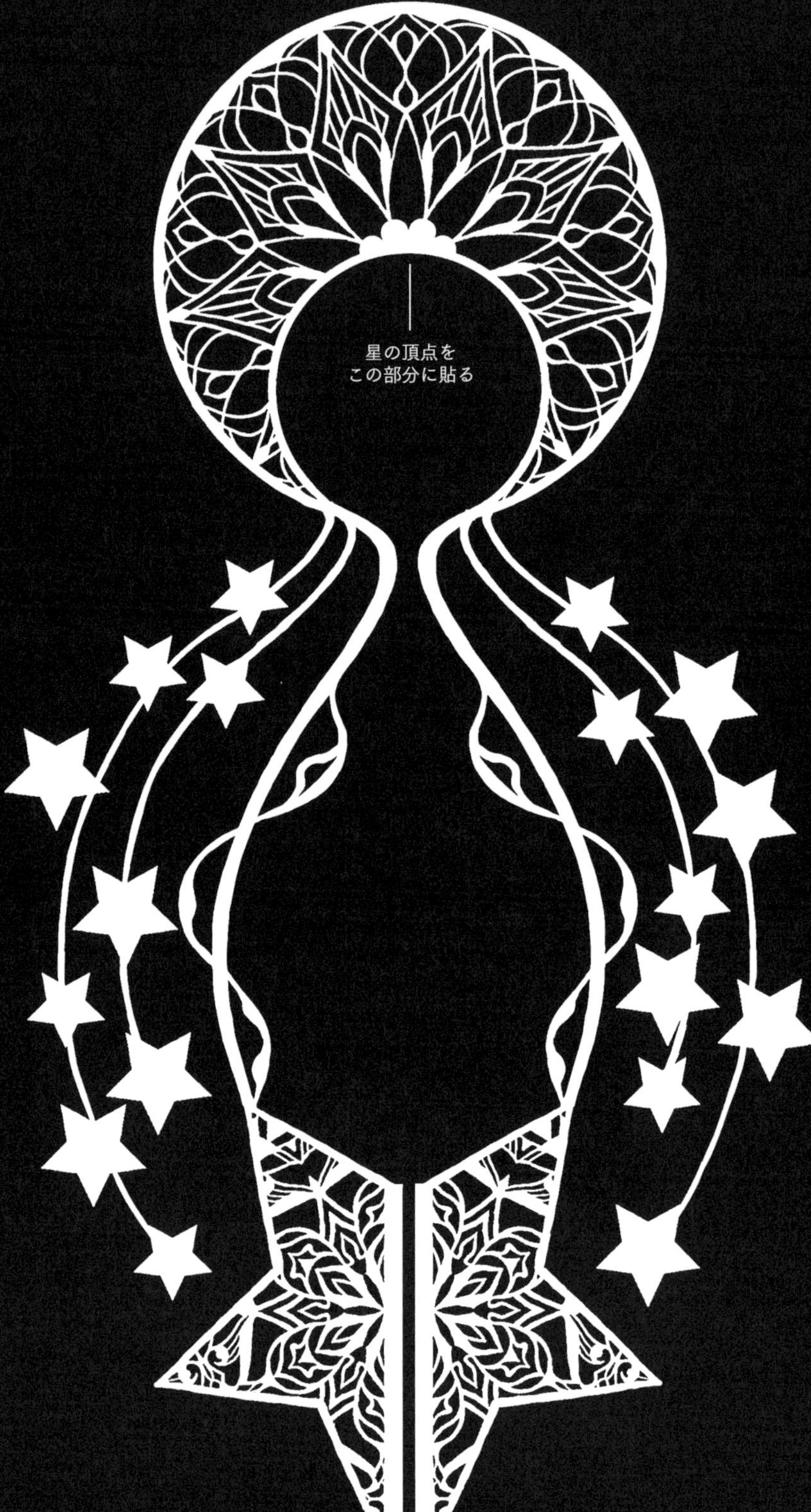

北極星

P24
組み立てかた P54

★★

A

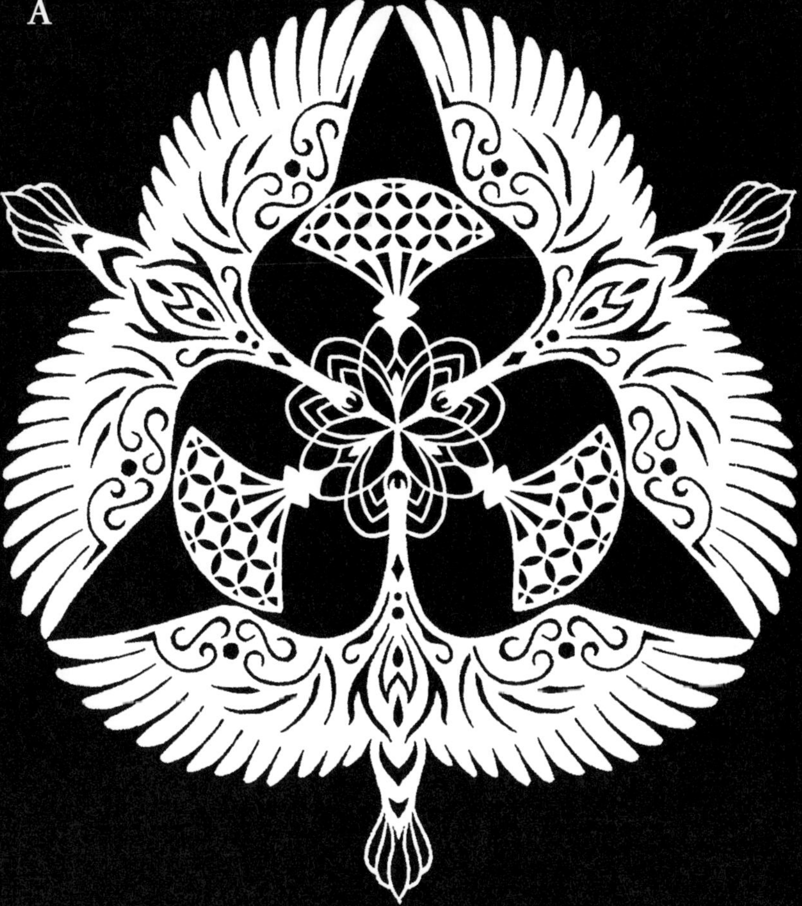

飛翔

P25～27
組み立てかた P54
★★

B

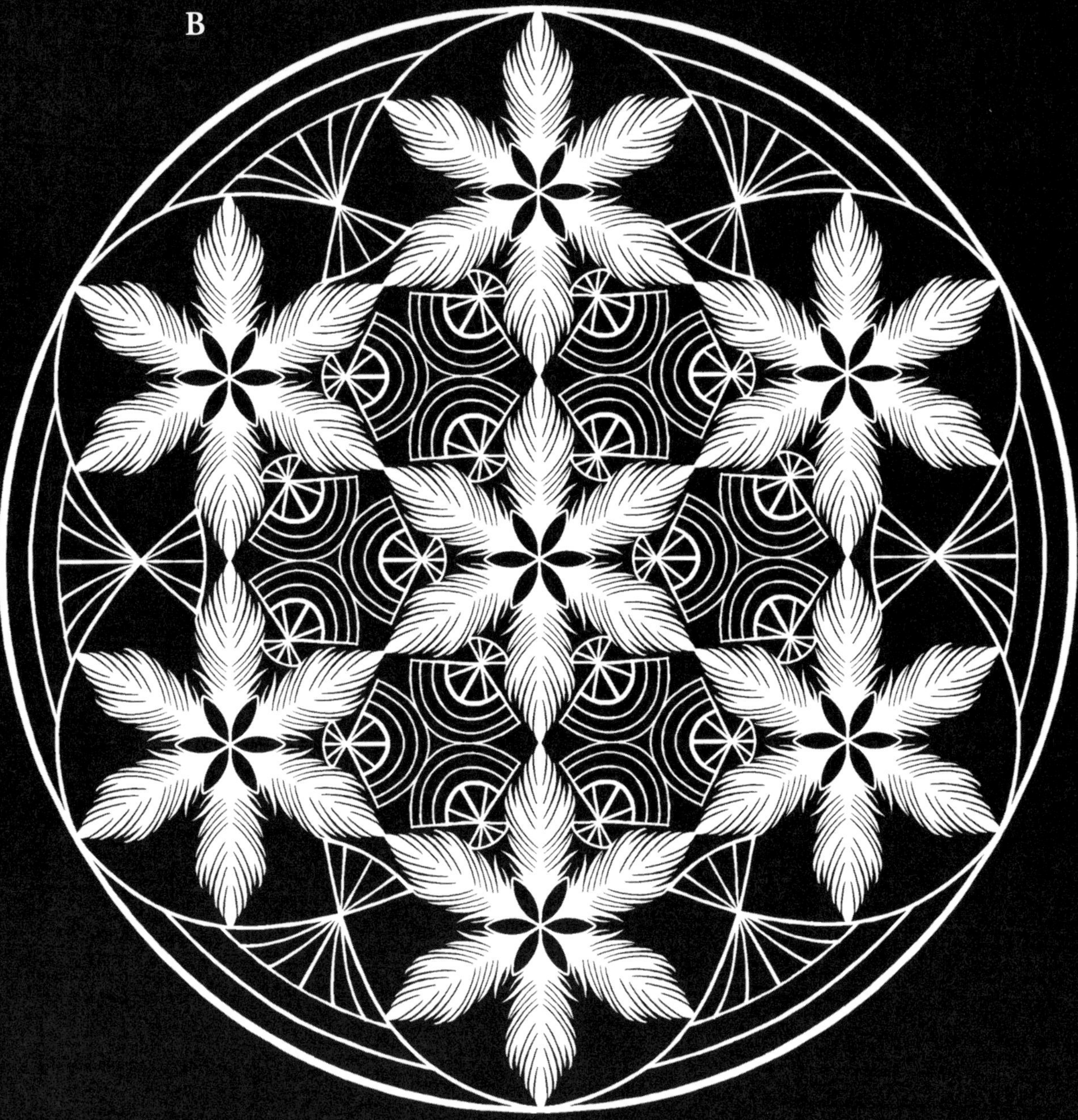

A

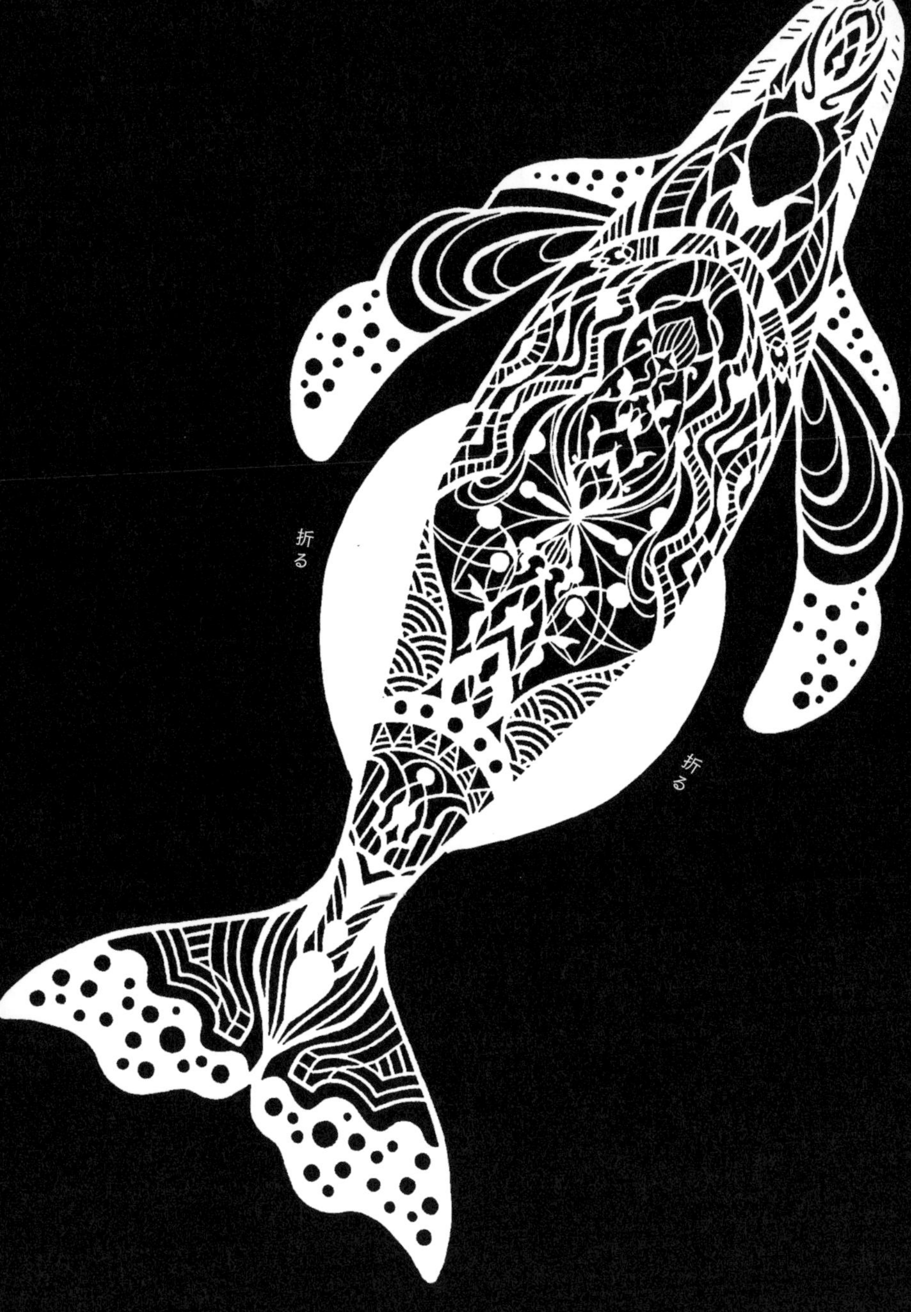

海潮

P34〜36
組み立てかた P54
★★

B

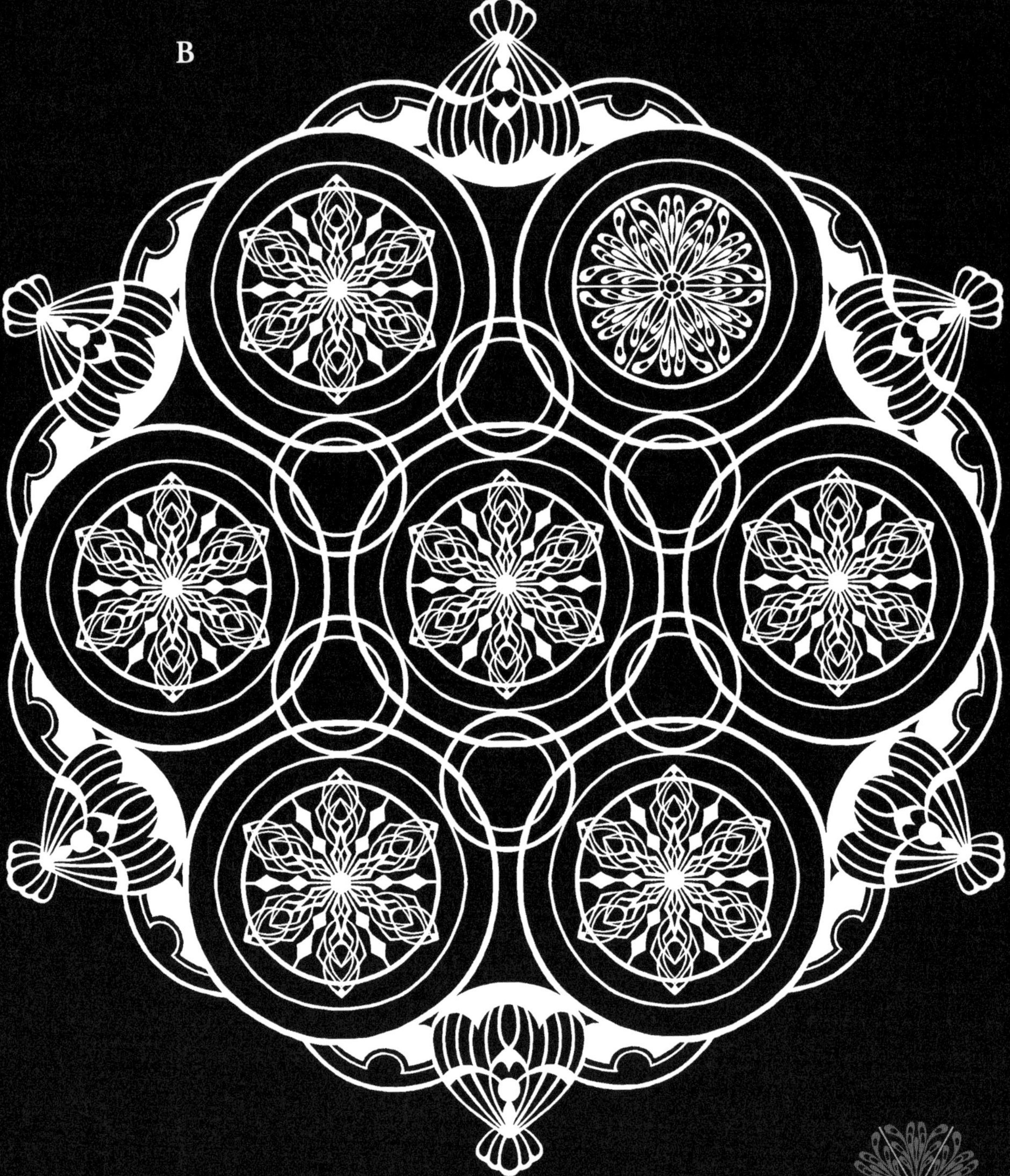

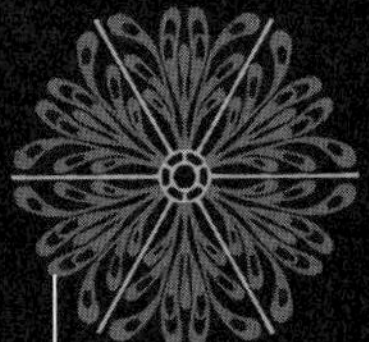

すべての濃い色の
部分を立ちあげる

A

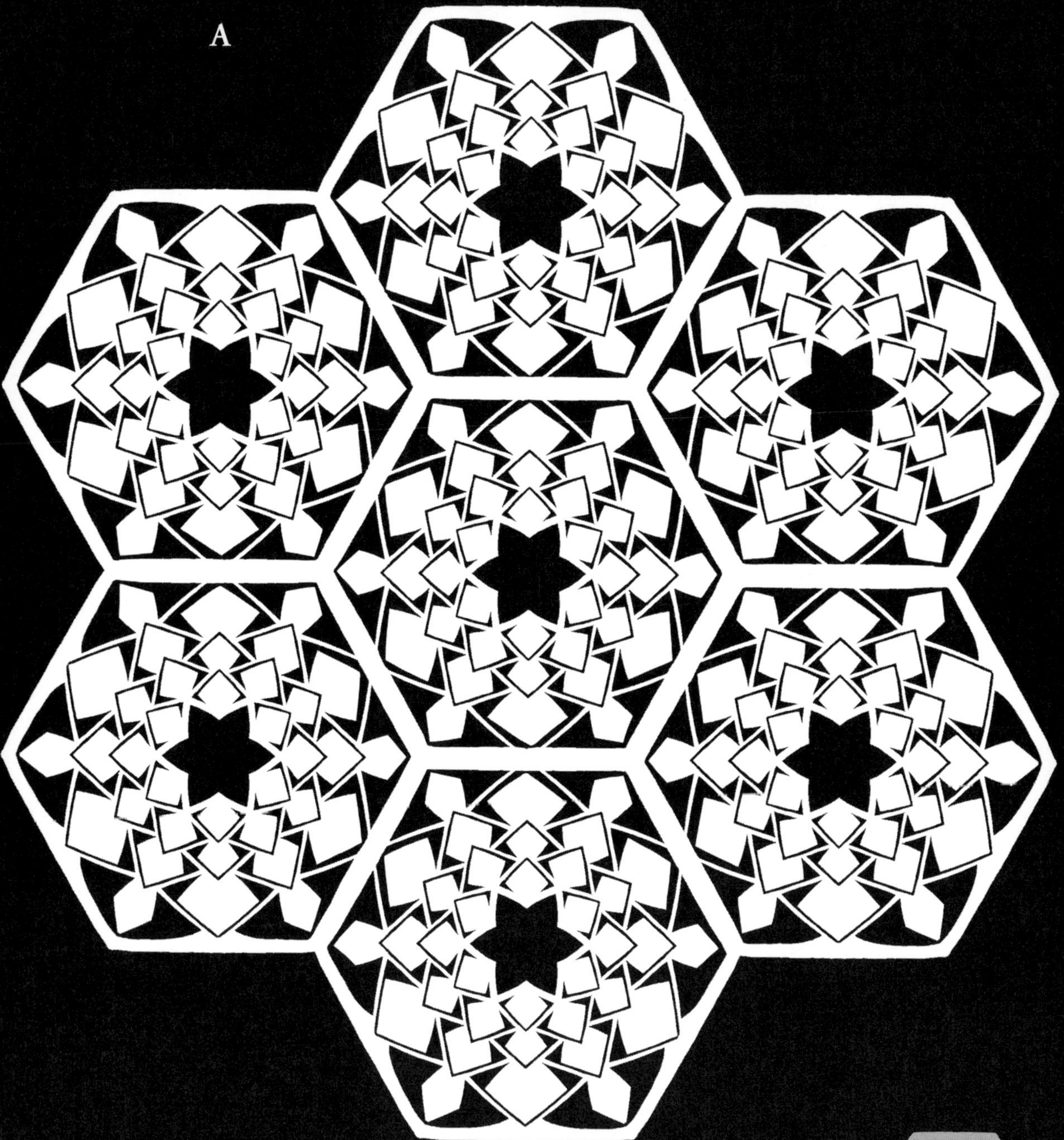

星巡り

P42
組み立てかた P54
★★

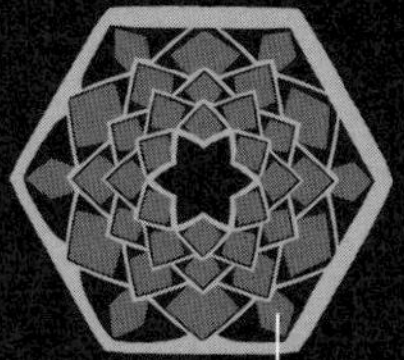

B

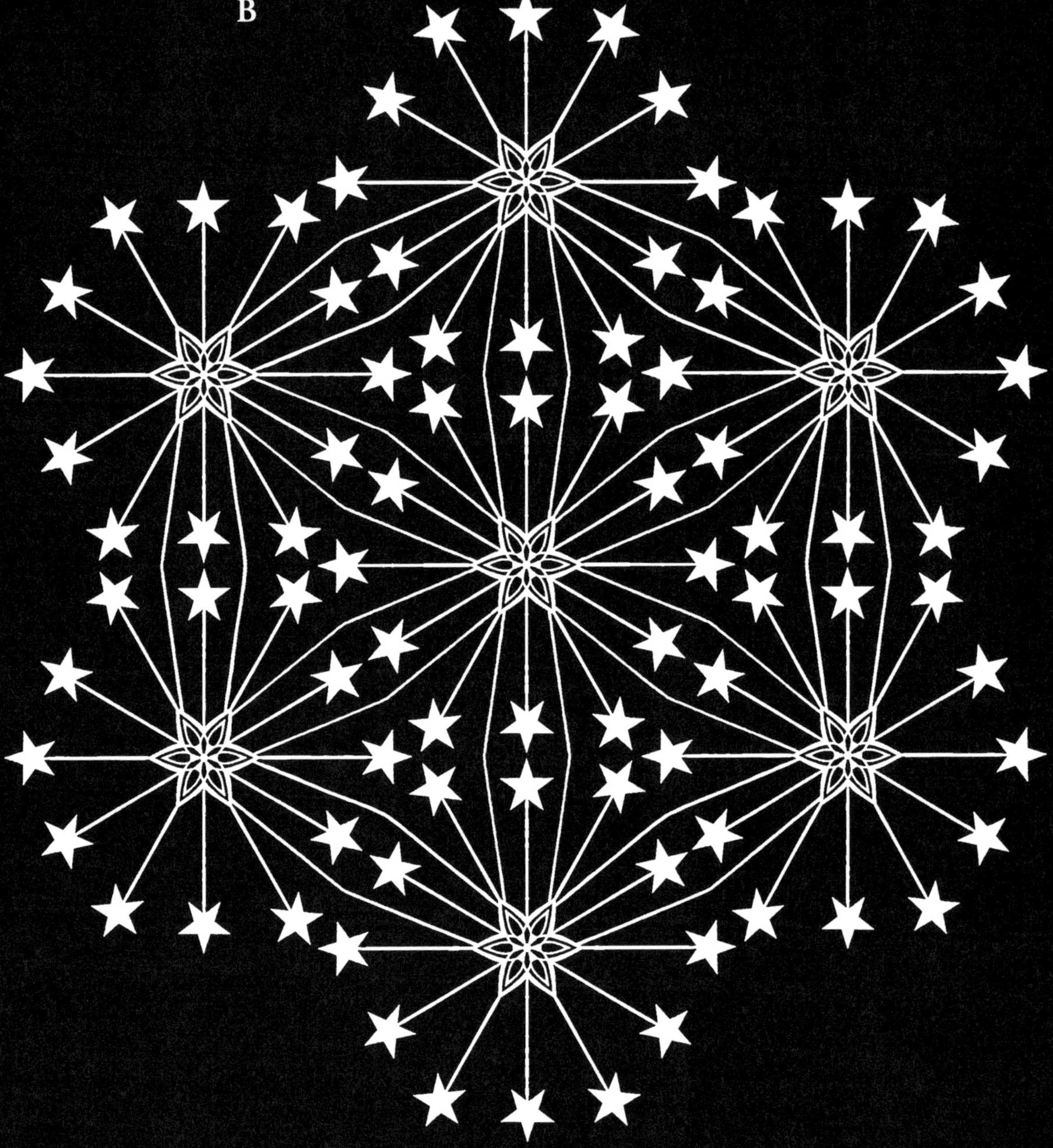

すべてのこの部
分を立ちあげる

A

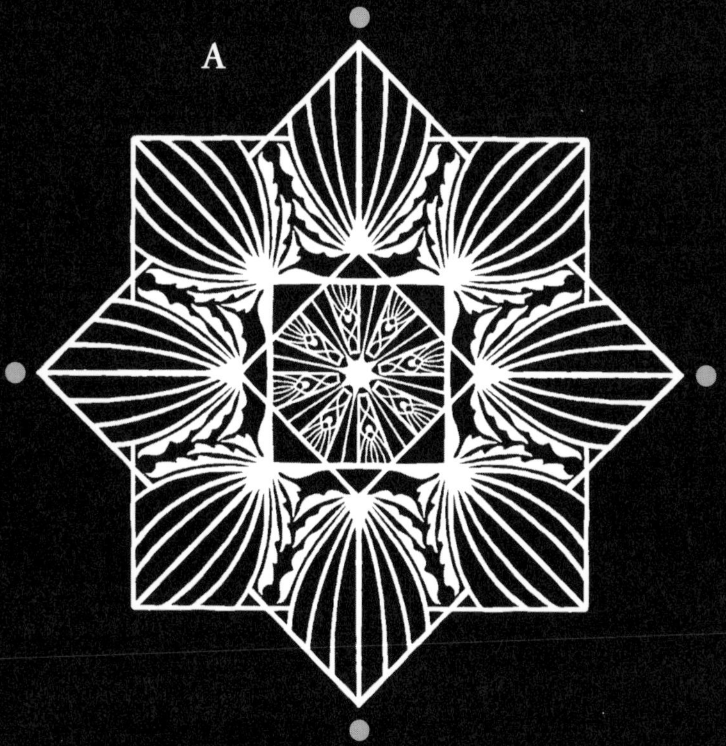

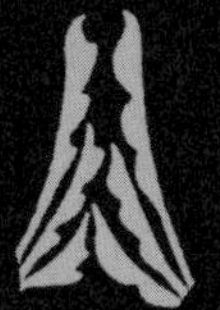

すべてのこの部
分を立ちあげる

B

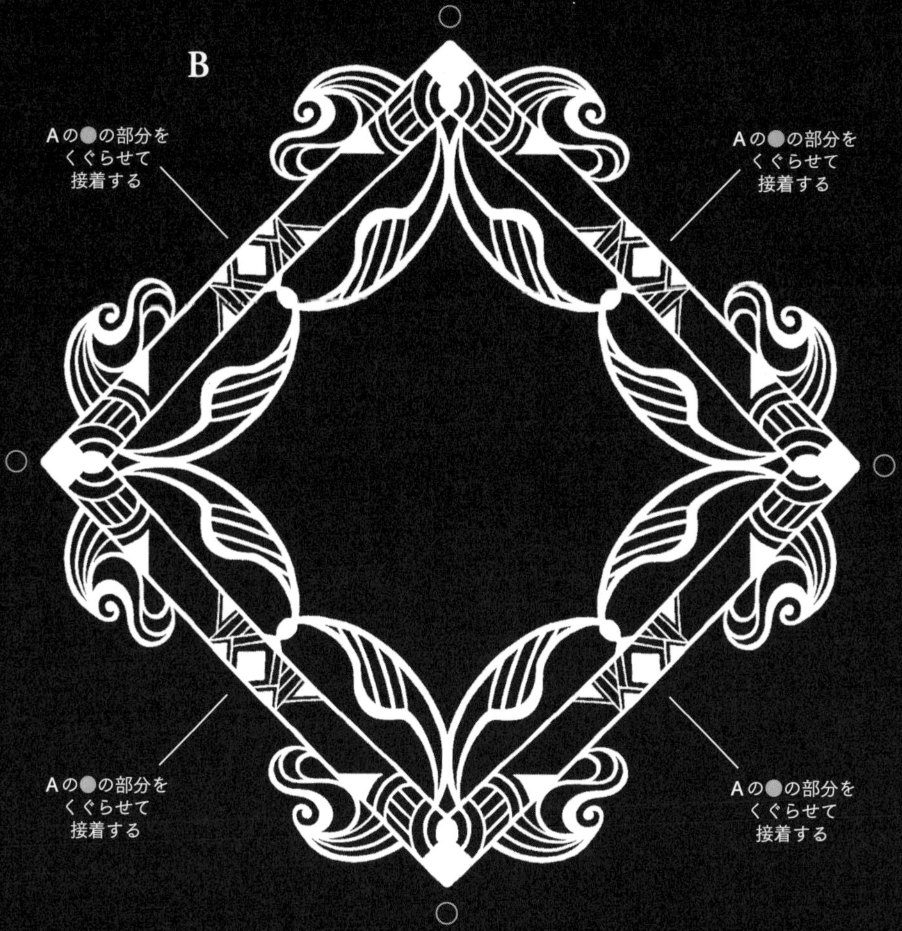

フレア

P22〜23
組み立てかた P55
★★

C

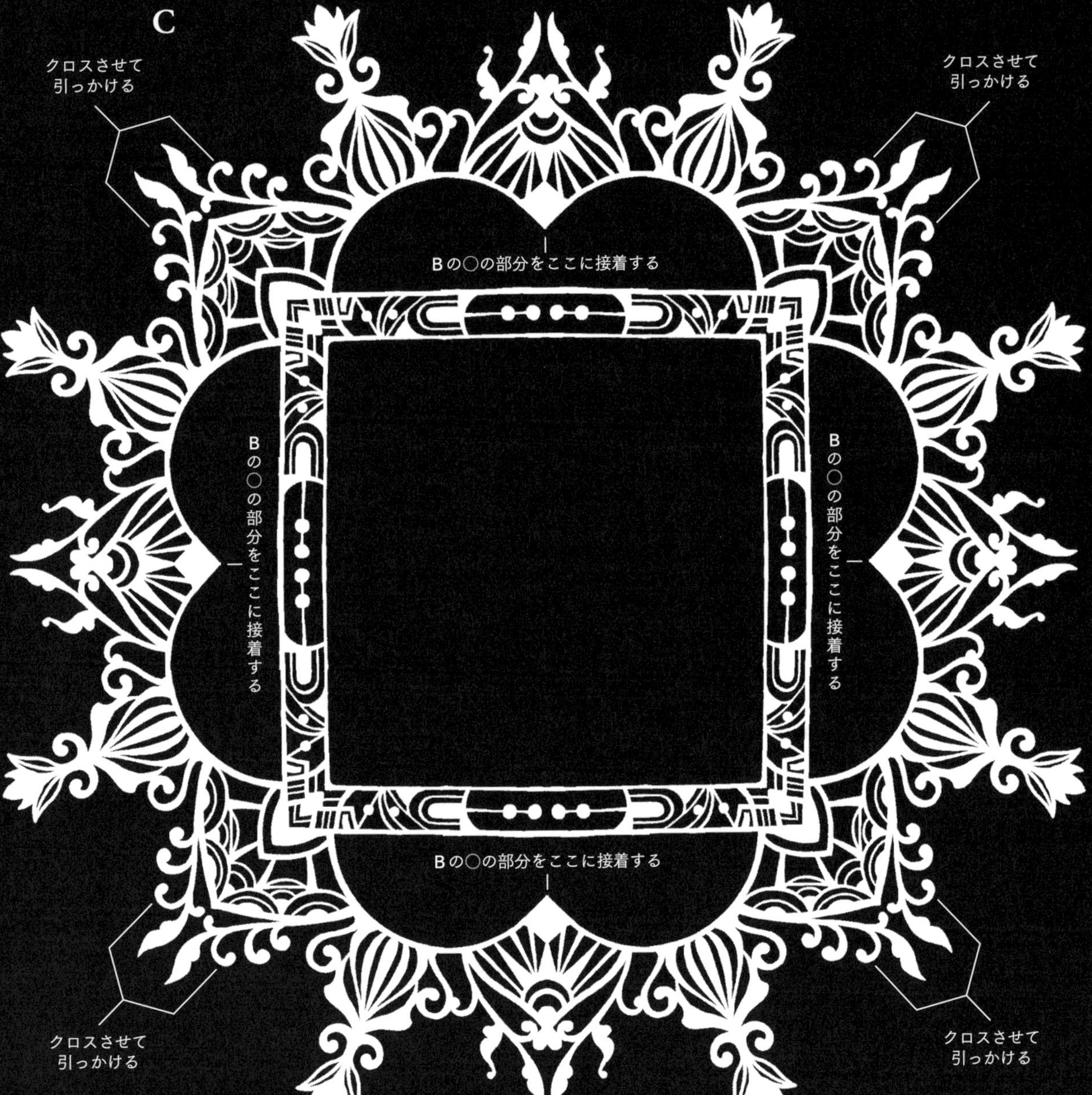
クロスさせて
引っかける
クロスさせて
引っかける
Bの◯の部分をここに接着する
Bの◯の部分をここに接着する
Bの◯の部分をここに接着する
Bの◯の部分をここに接着する
クロスさせて
引っかける
クロスさせて
引っかける

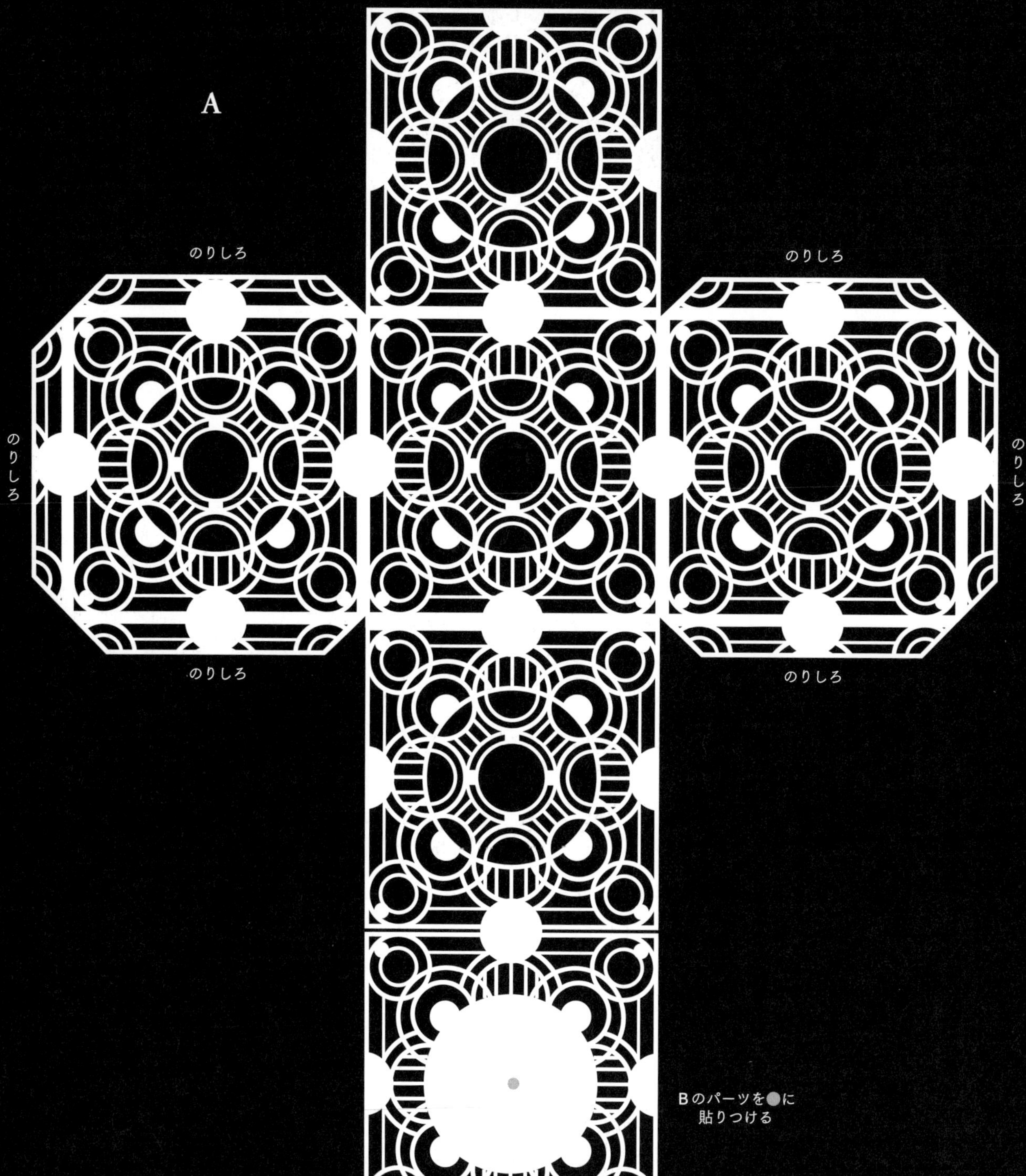

七宝

P33
組み立てかた P55
★★

＊Aのパーツのみ、B5サイズをA4サイズに拡大して使用。

B

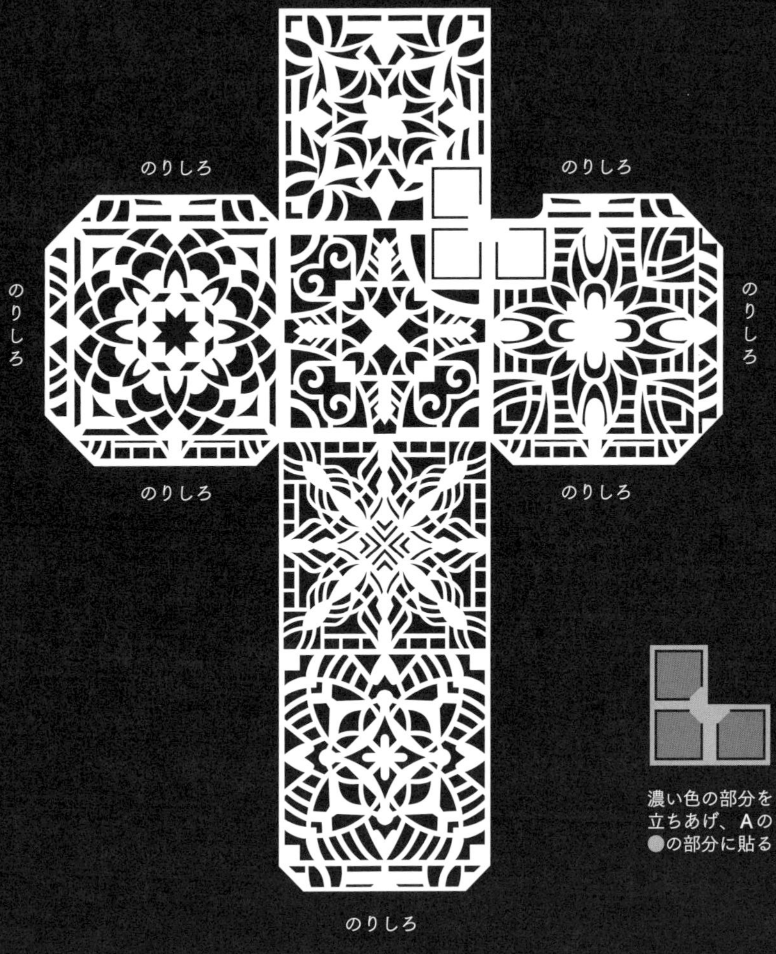

濃い色の部分を
立ちあげ、Aの
●の部分に貼る

明星

P21
組み立てかた P55

★★

＊B5サイズをA4サイズに拡大して使用。

A

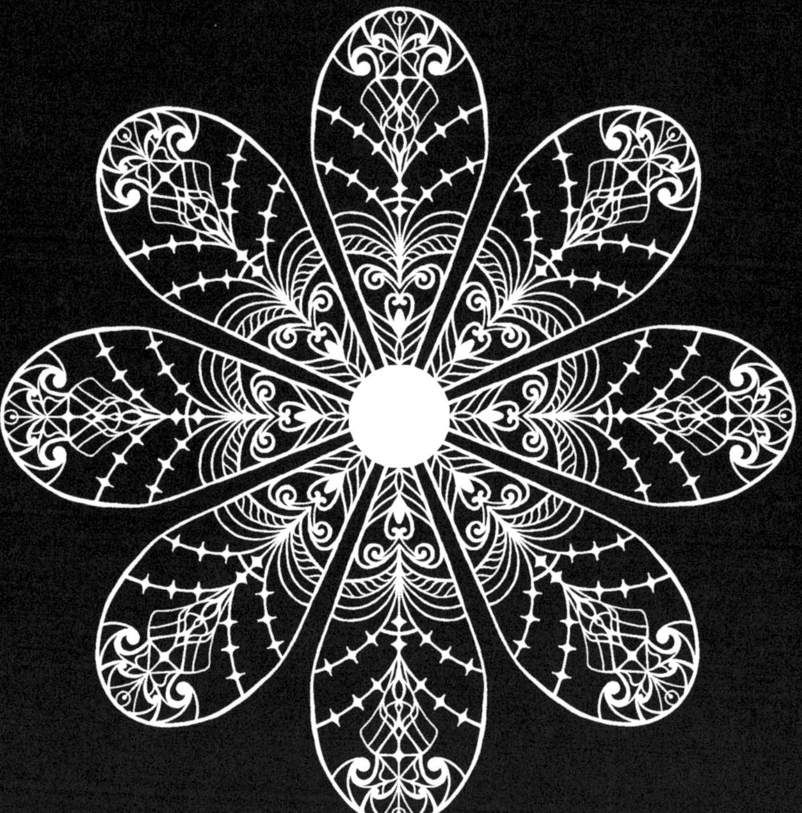

燈明

P46～47
組み立てかた P56

★★★

＊P83～85の図案はすべてB5サイズをA4サイズに拡大して使用。
タント紙の場合、形を保つために100kgの紙をつかうのがおすすめです。

B

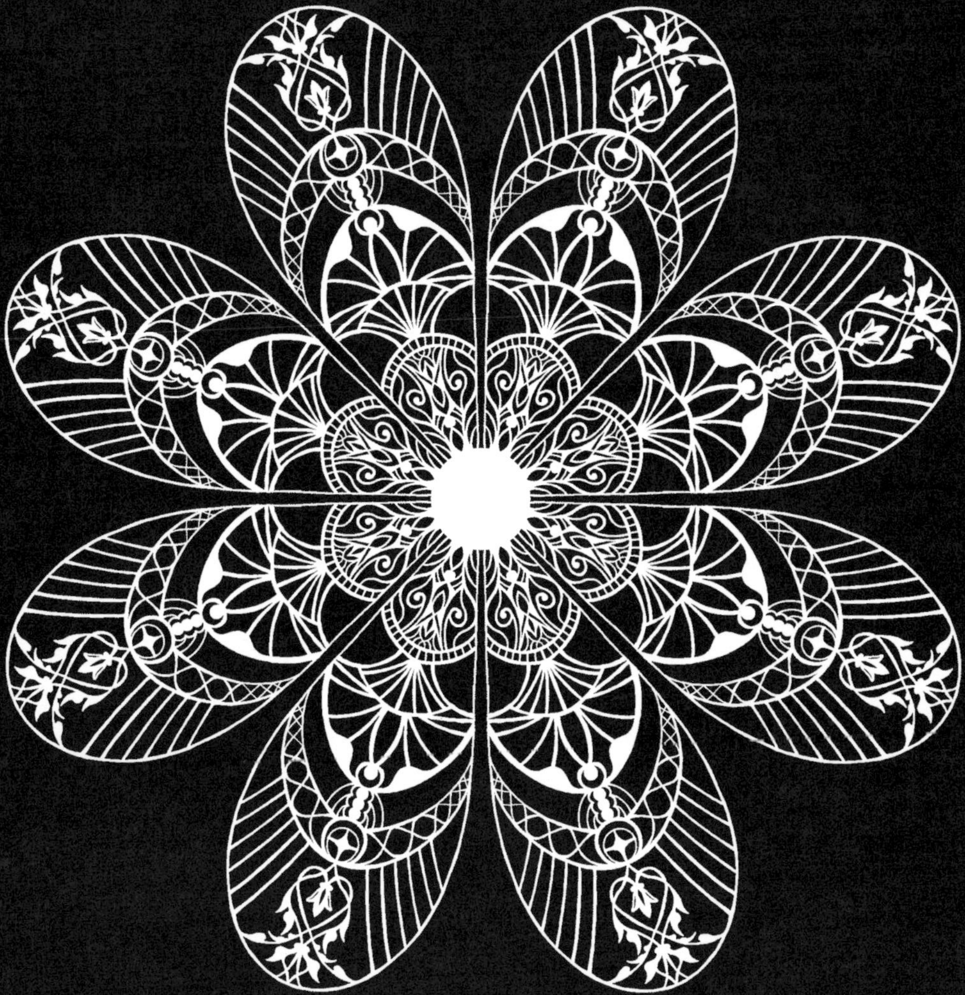

C

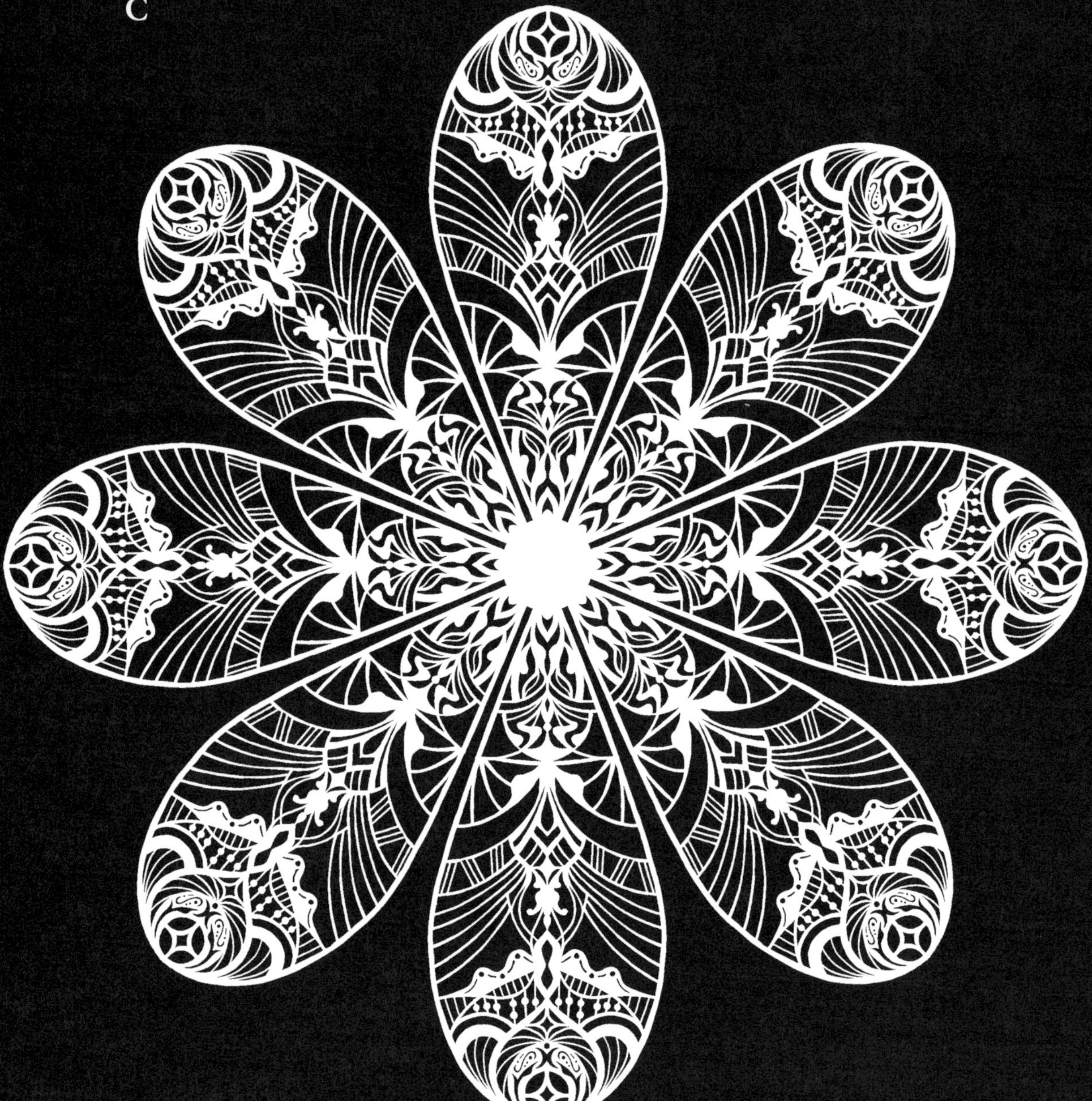

A

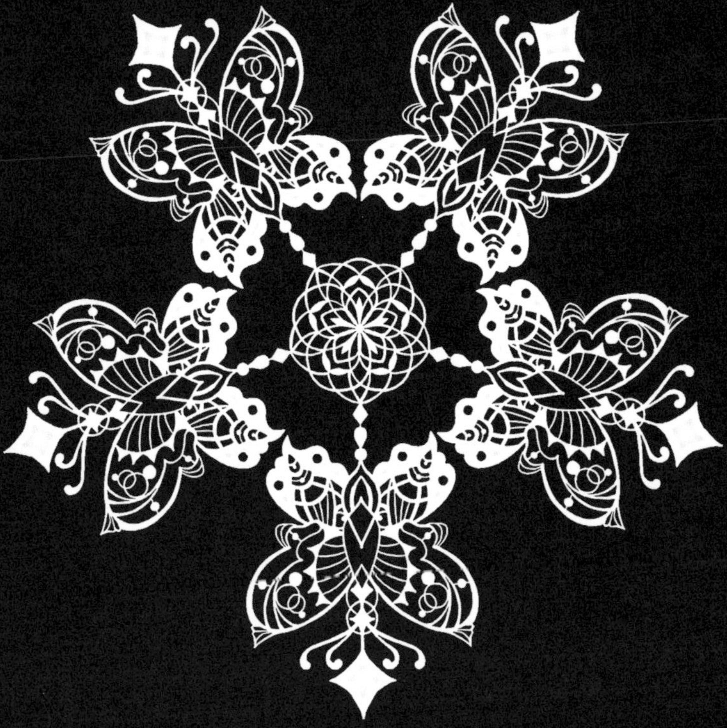

胡蝶

P40～41
組み立てかた P56
★★★

B

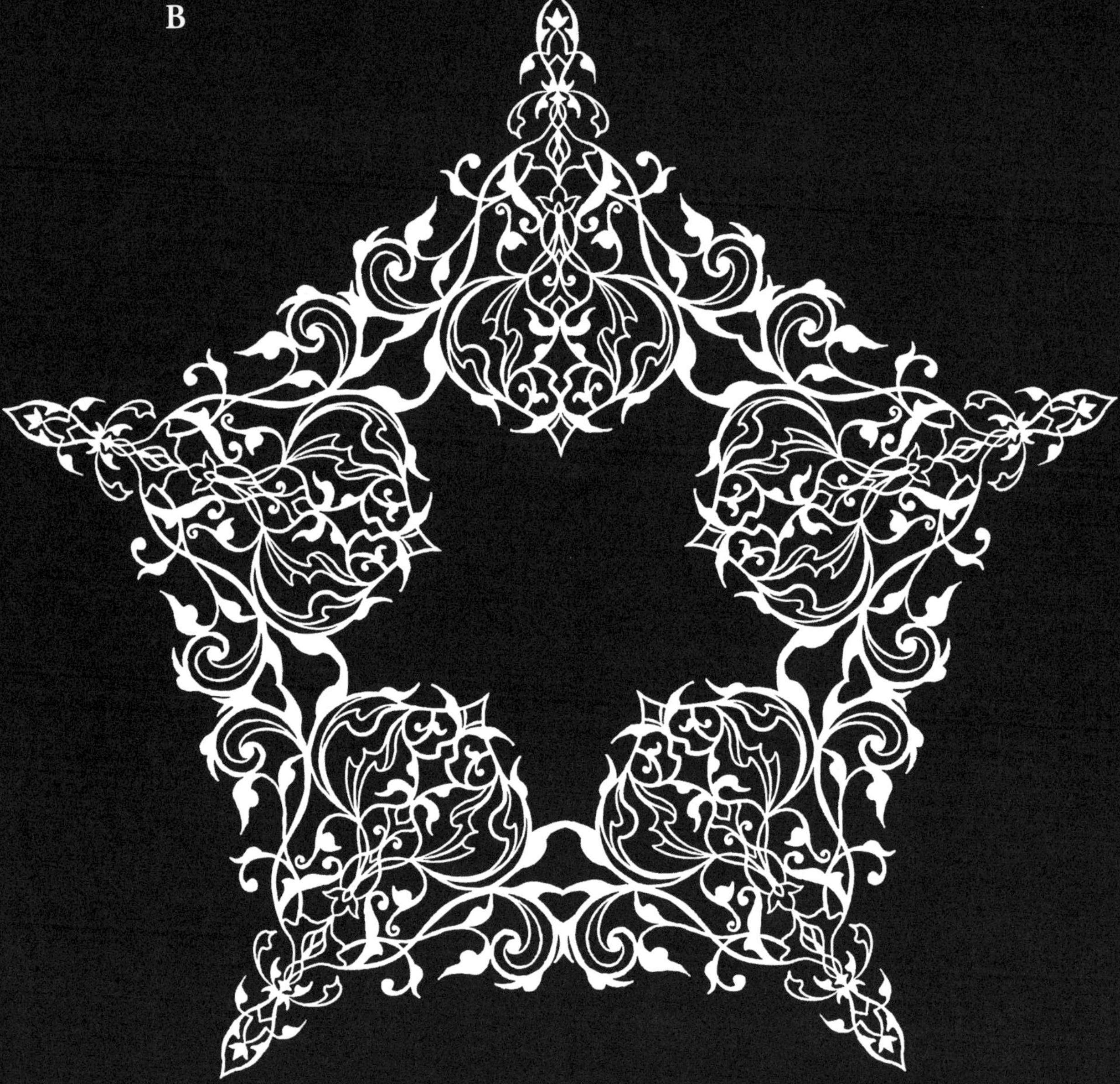

A

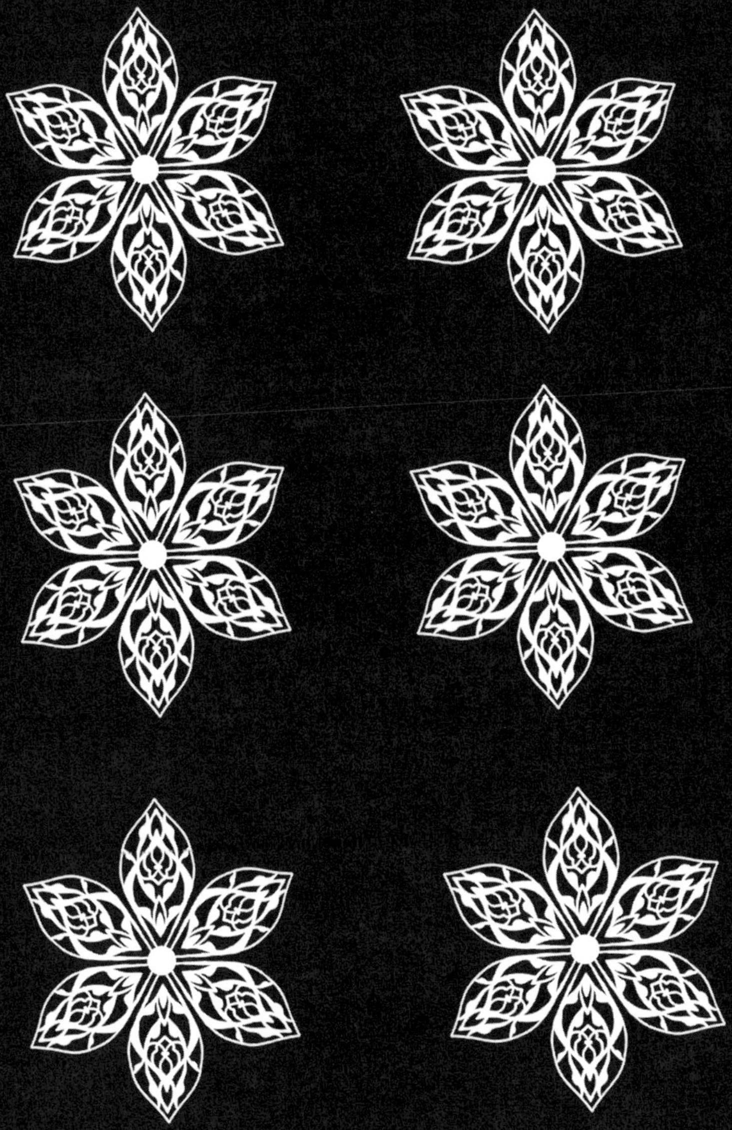

蓮華

P18〜20
組み立てかた P56

★★★

＊P88〜91の図案はすべてB5サイズをA4サイズに拡大して使用。
タント紙の場合、形を保つために100kgの紙をつかうのがおすすめです。

B

C

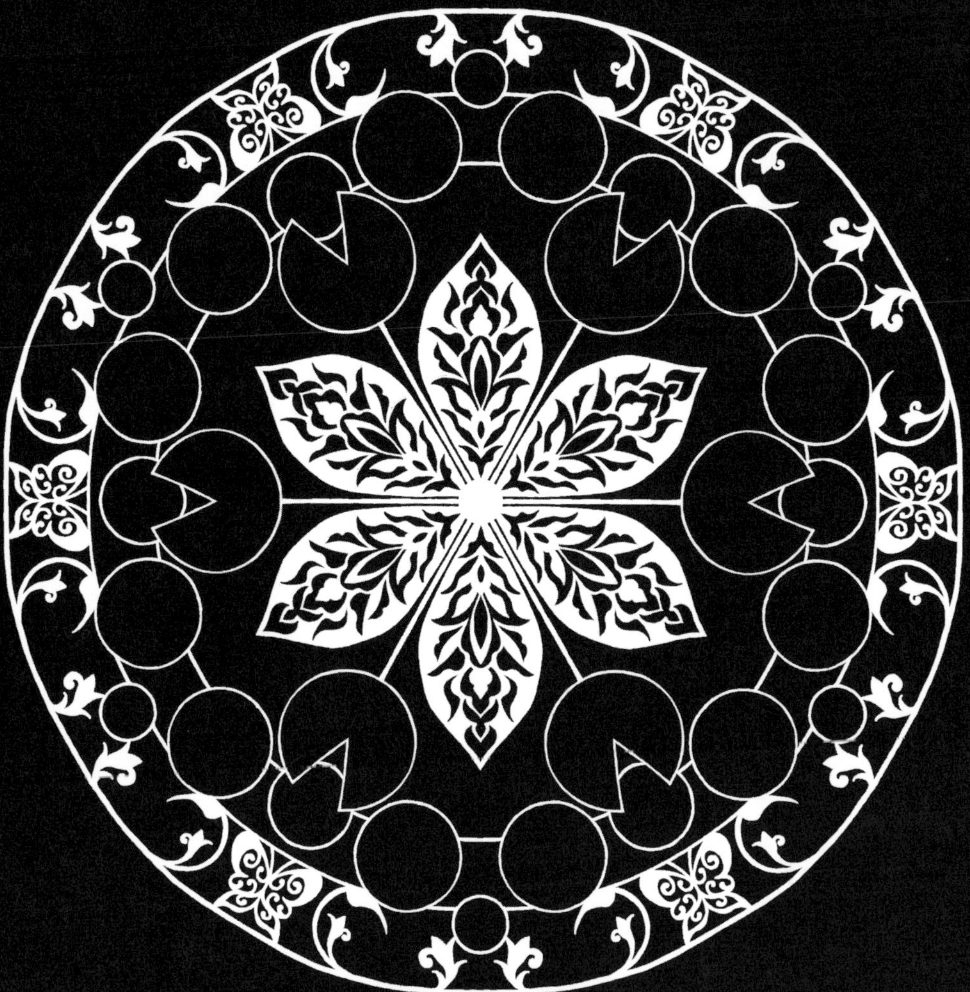

D

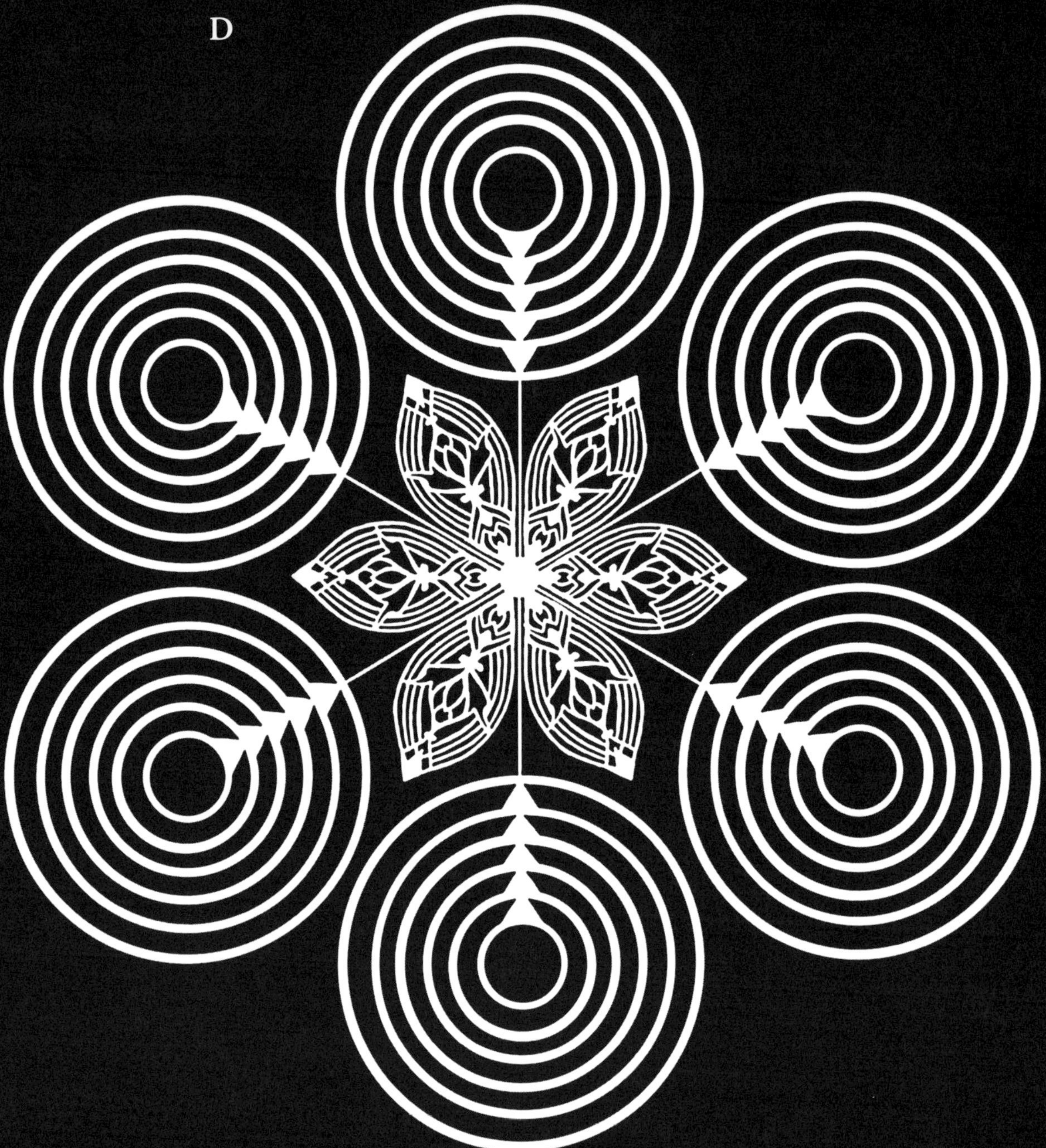

A

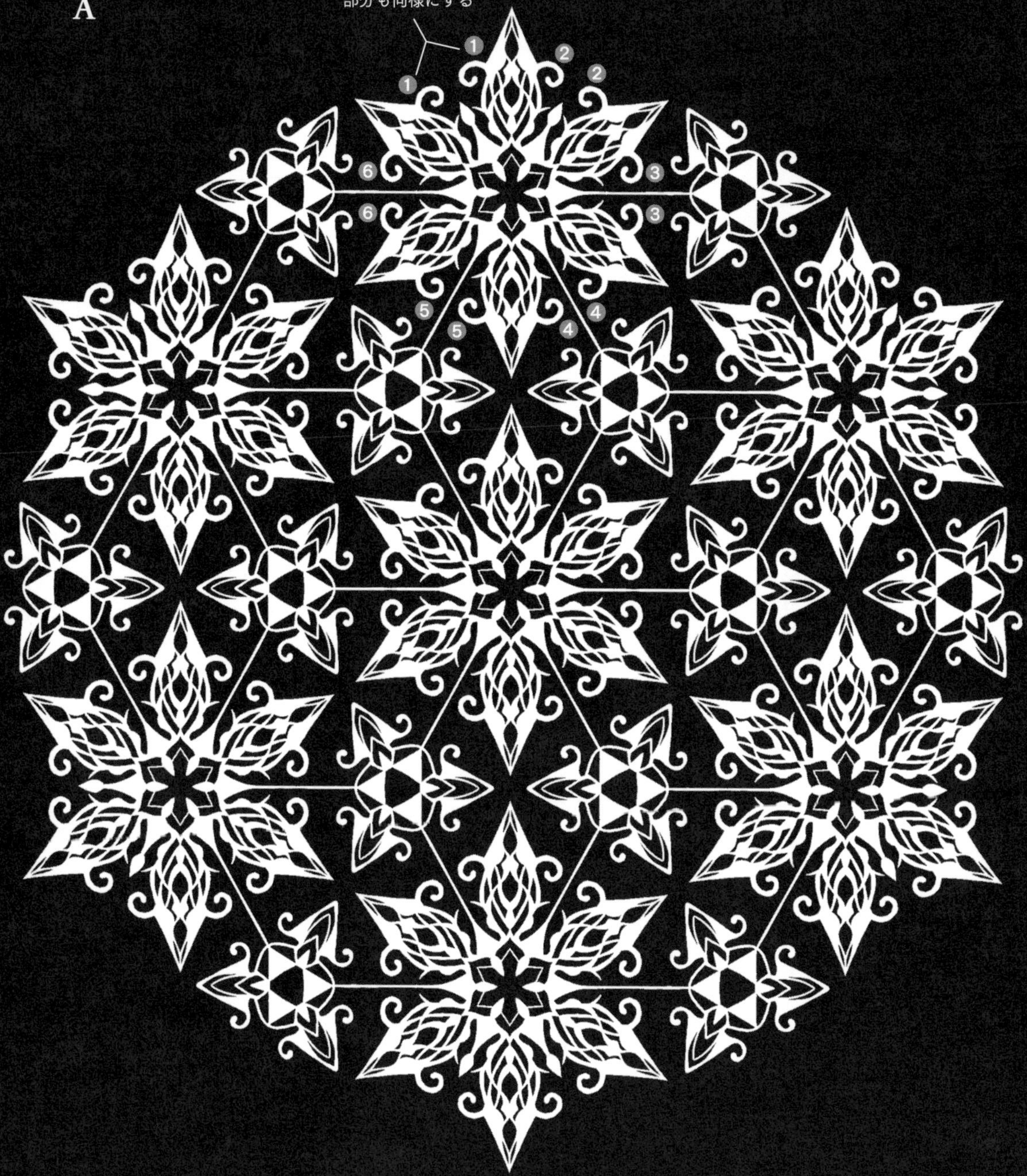

火天

P37～39
組み立てかた P56
★★★

B

同じ番号どうしを
クロスして引っか
ける。ほかの同じ
部分も同様にする

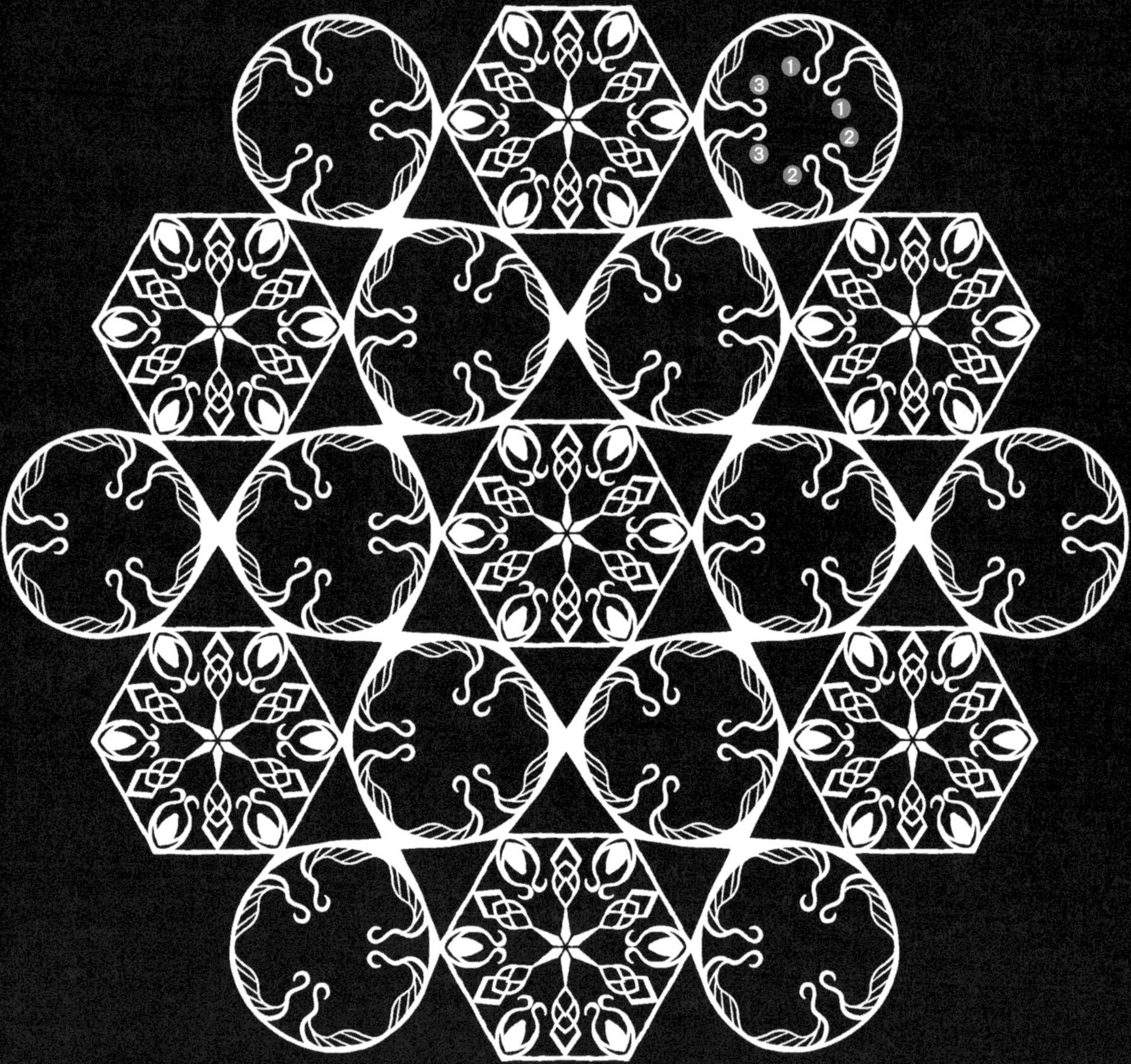

すべてのこの部
分を立ちあげる

四季

P28〜29
組み立てかた P56
★★★

＊P94〜95の図案はすべてB5サイズをA4サイズに拡大して使用。

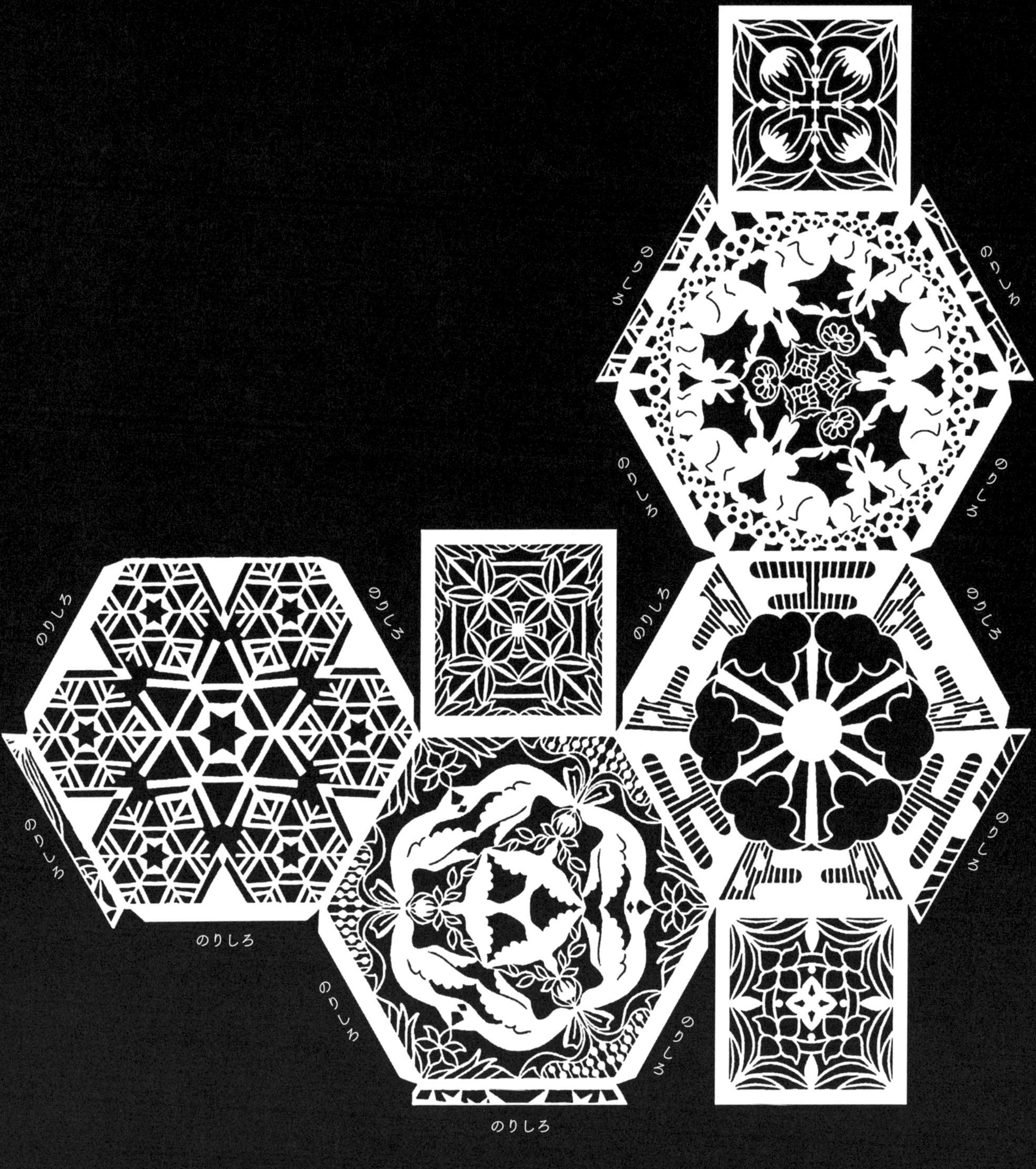
のりしろ
のりしろ
のりしろ
のりしろ
のりしろ
のりしろ
のりしろ
のりしろ
のりしろ
のりしろ
のりしろ
のりしろ
のりしろ
のりしろ

ゆうき ゆう

精神科医。マンガ原作者。東京大学医学部卒業。ゆうメンタルクリニック・ゆうスキンクリニックグループ総院長。『マンガで分かる心療内科』（少年画報社）、『眠れなくなるほど面白い　図解 ストレスの話』（小社）など著書多数。

＊ゆうメンタルクリニック 上野院
https://yucl.net/
公式HP：https://sinri.net/
Twitter：https://twitter.com/sinrinet

杉野珠理（すぎの じゅり）

臨床心理士。公認心理師。ゆうメンタルクリニック講師。臨床心理士と精神科医のコミュニケーションラボ代表。企業や自治体にて心理学講師としても活動。

＊コミュニケーションラボ
https://commulabo.com

カジタ ミキ

切り絵・立体切り絵作家。骨董品店で渋柿染めの型紙に出会い、その図柄を切るために独学で切り絵をはじめる。2011年に初の個展を開催。2015年にはウエディングドレスデザイナーのユミカツラのパリコレクションおよび桂由美ブライダルハウス本店50周年記念ショーに際して切り絵を制作。2016年にはニューヨークで個展を行う。海外でも高い評価を受け、ワールドワイドに活躍中。

https://www.kirie-mikikajita.com

STAFF
イラスト　やがわまき
撮影　三浦英絵、天野憲仁（株式会社日本文芸社）
デザイン　中山詳子（松本中山事務所）
図案トレース　もぐらぽけっと（P60A、64、65、70、80、81）
編集協力　鶴留聖代
協力　UTSUWA
プリンティングディレクター　丹下善尚（図書印刷株式会社）

心《こころ》を癒《いや》す、静《しず》める、整《ととの》える
立《りっ》体《たい》マンダラ ヒーリング切《き》り絵《え》

2023年2月20日　第1刷発行

監修者　ゆうきゆう　杉野珠理《すぎのじゅり》
作品制作　カジタミキ
発行者　吉田芳史
印刷所　図書印刷株式会社
製本所　図書印刷株式会社
発行所　株式会社日本文芸社
〒100-0003 東京都千代田区一ツ橋1-1-1 パレスサイドビル8F
TEL 03-5224-6460（代表）

Printed in Japan　112230210-112230210 Ⓝ 01（160046）
ISBN978-4-537-22083-4
URL https://www.nihonbungeisha.co.jp/

© Yuuki Yuu / Kajita Miki 2023

内容に関するお問い合わせは
小社ウェブサイトお問い合わせフォームまでお願いいたします。
ウェブサイト　https://www.nihonbungeisha.co.jp/

本書の一部、または全部をインターネット上に掲載したり、本書に掲載された作品を複製して店頭やネットショップなどで無断で販売することは著作権法で禁じられています。

乱丁・落丁本などの不良品がありましたら、小社製作部宛にお送りください。送料小社負担にておとりかえいたします。法律で認められた場合を除いて、本書からの複写・転載（電子化を含む）は禁じられています。また、代行業者等の第三者による電子データ化及び電子書籍化は、いかなる場合も認められていません。（編集担当：角田）